Elogios a ***Aric A. Prather*** e ao livro ***Doses Diárias para o Sono***

"O Dr. Aric Prather, genuinamente excepcional e possuidor de um vastíssimo conhecimento, consegue pegar conceitos científicos detalhados e transformá-los em extraordinários fragmentos, digeríveis por todos. Um guia prático e fácil, porém eficaz, para o sono."

— **Dr. Matthew Walker**, autor de *Por que nós dormimos*, best-seller do *The New York Times* e diretor do Centro de Ciência do Sono Humano da Universidade da Califórnia, Berkeley.

■

"*Doses Diárias para o Sono* é um guia revigorante e muito útil com uma simplicidade surpreendente para melhorar o sono. Aric Prather é uma autoridade científica da saúde do sono com reconhecimento internacional e seus conselhos podem ajudar praticamente qualquer pessoa a ter um sono mais reparador em apenas uma semana."

Dr. Michael Grandner, diretor do Programa de Pesquisa sobre Sono e Saúde da Faculdade de Medicina da Universidade do Arizona.

■

"*Doses Diárias para o Sono* é um guia prático para melhorar seu sono e sua vida. Prather oferece um conjunto de mudanças transformadoras e viáveis ao sono que podem deixar você mais saudável, feliz e produtivo."

— **Tom Boyce**, MD, autor de *The Orchid and the Dandelion*

■

"*Doses Diárias para o Sono* é um divisor de águas. É uma abordagem original e eficaz sobre como dormimos e por que muitos de nós temos tanta dificuldade para dormir bem. É um livro obrigatório para qualquer pessoa que deseja melhorar a vida desperta reparando a que passa dormindo."

— **Dra. Sara Mednick**, autora de *The Power of the Downstate* e *Take a Nap! Change Your Life.*

"Por meio de sete passos práticos, o Dr. Prather nos guia a um reaprendizado do que nosso corpo e cérebro já sabem: podemos usar nossos comportamentos voluntários de vigília para influenciar o processo involuntário e restaurador do sono."

— **Dr. Daniel Buysse**, diretor do Centro de Sono e Ciência Circadiana da Faculdade de Medicina da Universidade de Pittsburgh.

DOSES DIÁRIAS PARA O SONO

O Dr. Aric A. Prather é professor de psiquiatria e ciências comportamentais da Universidade da Califórnia, São Francisco (UCSF), onde é codiretor do Centro de Envelhecimento, Metabolismo e Emoções. Também é psicólogo clínico e contribui na Clínica de Insônia da UCSF, onde aplica a terapia cognitivo-comportamental para tratar de pacientes insones. Ele dirige um programa robusto, focado nas causas e consequências de um sono insuficiente, que recebe financiamento constante dos Institutos Nacionais de Saúde dos EUA. Um autoproclamado promotor do sono, o Dr. Prather dedica a sua carreira a aumentar a conscientização sobre a importância da saúde do sono e a defender a oportunidade de dormir como um direito humano básico.

DOSES DIÁRIAS PARA O

Sono

7 DIAS PARA UM DESCANSO REPARADOR

Aric A. Prather

EDITORA ALAÚDE
Rio de Janeiro, 2024

Doses diárias para o sono

ISBN: 978-85-7881-739-8

Translated from original The Sleep Precription. Copyright © 2022 by Aric A. Prather. ISBN 9780143136651. This translation is published and sold byPenguin Random House LLC, the owner of all rights to publish and sell the same. PORTUGUESE language edition published by Alaúde, Copyright ©2024 by STARLIN ALTA EDITORA E CONSULTORIA LTDA.

Impresso no Brasil — 1ª Edição, 2024 — Edição revisada conforme o Acordo Ortográfico da Língua Portuguesa de 2009.

Dados Internacionais de Catalogação na Publicação (CIP)
(Câmara Brasileira do Livro, SP, Brasil)

Prather, Aric
Doses diárias para o sono : 7 dias para um descanso reparador / Aric Prather. -- Rio de Janeiro : Alaúde Editorial, 2024.

ISBN 978-85-7881-739-8

1. Sono 2. Satisfação 3. Vida saudável I. Título.

24-198440 CDD-616.8498
NLM-WM-188

Índices para catálogo sistemático:

1. Sono : Distúrbios : Medicina 616.8498

Eliane de Freitas Leite - Bibliotecária - CRB 8/8415

Produção Editorial: Grupo Editorial Alta Books
Diretor Editorial: Anderson Vieira
Editor da Obra: Ibraíma Tavares
Vendas Governamentais: Cristiane Mutüs
Gerência Comercial: Claudio Lima
Gerência Marketing: Andréa Guatiello

Produtora Editorial: Gabriela Paiva
Assistente Editorial: Andreza Moraes
Tradução: Alberto Gassul Streicher
Copidesque: Evelyn Diniz
Revisão: Carol Colffield, Vera Moraes
Diagramação: Rita Motta

ALTA BOOKS
GRUPO EDITORIAL

Rua Viúva Cláudio, 291 — Bairro Industrial do Jacaré
CEP: 20.970-031 — Rio de Janeiro (RJ)
Tels.: (21) 3278-8069 / 3278-8419
www.altabooks.com.br — altabooks@altabooks.com.br
Ouvidoria: ouvidoria@altabooks.com.br

Editora **afiliada à:**

ASSOCIADO

Dedico este livro à minha esposa, Michelle,
e aos meus dois meninos, Spencer e Jackson.
Embora às vezes vocês atrapalhem meu sono,
também me dão a confiança para sonhar.

SUMÁRIO

INTRODUÇÃO
VOCÊ FOI FEITO PARA DORMIR

HÁ ALGUNS ANOS, LOGO DEPOIS QUE MEU FILHO MAIS NOVO NASCEU, PASSEI uma longa noite segurando-o enquanto ele dormia sobre meu peito. Ele tinha apenas duas semanas e era tão pequenino ainda que cabia nas palmas de minhas mãos. Como qualquer pai de primeira viagem nessa situação, eu estava exausto. Tinha a sensação de ter areia nos olhos e mal conseguia mantê-los abertos. Enquanto isso, ele dormia profundamente e sua respiração lenta e ritmada de bebê sibilava em meu ouvido. No entanto, eu sabia que assim que tentasse colocá-lo no berço devagarinho (ou insuportavelmente devagarinho!), ele acordaria e berraria em protesto. Assim, fiz força para manter os olhos abertos e o segurei mais um pouquinho. Como cientista do sono, eu sabia o que o sono estava fazendo por ele e por seu pequeno cérebro em desenvolvimento: consolidando memórias, criando sinapses neurais, removendo os subprodutos dos processos cerebrais durante o dia com o líquido cefalorraquidiano, diminuindo a pressão arterial para relaxar seu pequeno sistema nervoso, liberando hormônio de crescimento humano em seu corpinho, o que promove cura, regeneração e crescimento.

Aquela não fora a primeira vez em que fui madrugada adentro com uma criança no colo, quando tudo o que eu queria era estar dormindo; tampouco seria a última. Porém, naquela noite, pensei muito a respeito de como o sono pode ser *trabalhoso*. Em nossa clínica na Universidade da Califórnia, São Francisco (UCSF), temos (metaforicamente ao menos) uma fila porta afora de pessoas precisando de ajuda com o sono. Para muitos, o sono é difícil e fugidio. É uma fonte de estresse e ansiedade, em vez de relaxamento e restauração. Para alguns, parece ser uma "habilidade" que nunca conseguiram desenvolver bem, passando a vida toda tendo um "sono ruim". Para outros, é uma habilidade que sumiu de repente, sem qualquer explicação: para onde ela foi?

Tal qual comer, beber e respirar, precisamos dormir para sobreviver. Se parássemos de dormir, morreríamos. Claro, levaria um tempo, mas o sono é um processo tão essencial e de apoio vital quanto outros, tais como: comida, água e oxigênio. Sem o sono, chega uma hora em que nosso corpo começa a ser desativado. Então, por que diabos algo que deveria ser tão natural, instintivo e automático é tão difícil?

Meu trabalho é estudar o sono, e digo logo de cara que geralmente há algo que atrapalha o sono: *você*.

Não quero dizer só você. Mas todos nós. Somos *ótimos* em atrapalhar nosso próprio sono. Não fazemos isso de propósito. E não estamos tomando decisões obviamente ruins. Na clínica de sono, meus colegas e eu tratamos centenas de pacientes por ano que lutam para conseguir dormir bem. Quando chegam até nós, já tentaram de tudo. Realizaram aquela limpeza básica do sono, como deixar o local onde dormem calmo, escuro e numa temperatura agradável. Tentaram medicamentos. É comum terem chegado a nós por indicação de médicos ou terapeutas.

Para muitos, o sono tornou-se tão carregado de dificuldade que a *ansiedade* quanto a se conseguirão ou não dormir à noite é o que os impede de dormir. Irônico, sim, mas também um ciclo antissono muito poderoso e difícil de quebrar.

Uma grande parte de nosso problema é que vivemos num mundo configurado para não permitir que durmamos bem. Para muitos, o sono é o último da lista. Há muitas outras pressões e prioridades. Tomamos as melhores decisões que podemos ao longo do dia: concluir nosso trabalho, termos sucesso, pagar as contas, ajudar nossos filhos e cônjuge. Porém, muitas dessas decisões — que fazem muito sentido *no momento* — acabam nos prejudicando no fim do dia. Devido a essas escolhas aparentemente pequenas, nossos ritmos circadianos acabam se desregulando ou perdemos a potência suficiente em nosso impulso homeostático do sono. Fechamos os olhos tendo ainda estimulantes que bloqueiam o hormônio do sono, como a cafeína, permeando nosso sistema inteiro, visto que não calculamos o tempo de efeito daquela última xícara de chá, café ou refrigerante. Sabotamos nosso sono profundo, restaurador e de ondas lentas, do qual precisamos para limpar as sujeiras metabólicas do cérebro após mais um longo dia. Nossas confortáveis camas se transformam, de forma surpreendente, em um gatilho para a vigília, não para o sono, um problema que aumenta quanto mais lutamos com o sono sem saber como quebrar o "despertar condicionado" com o qual estamos treinando em nossos cérebros e corpos.

O sono não é tanto algo que *fazemos* quanto algo que acontece *em* nós. Muito disso envolve "deixar-se levar", sair do nosso próprio caminho e treinar nosso corpo para reconhecer os sinais à noite, e *ao longo o dia*, que lhe dizem o que ele deve fazer e quando. As decisões que você toma e que moldam seu sono, não começam ao se deitar. Elas começam no minuto em que você abre os olhos pela manhã.

A maioria das pessoas com dificuldade para dormir não precisa ouvir sobre a imensa importância que o sono exerce em sua saúde; já sabem disso. Elas precisam receber um guia simples para viver seus dias de forma que as prepare para um ótimo sono *hoje à noite*.

Sono: O elo que sustenta sua vida

A maioria de nós nunca parou para pensar como o sono funciona, até ele deixar de funcionar. Eu mesmo não pensava muito sobre o sono (além do fato de que poderia fazer mais uso dele) até que comecei a pós-graduação, preparando-me para ser psicólogo clínico, estudando a forma como os fatores psicológicos e comportamentais, tais como estresse e sono, impactam o sistema imunológico. Originalmente, meu trabalho concentrava-se em identificar fatores que previssem como as pessoas reagem às vacinas. Estas são cruciais na prevenção de doenças e, embora sejam genericamente eficazes, não recebemos o mesmo nível de proteção a partir da mesma vacina. Eu queria entender a maneira como fatores como humor, estresse, sono, entre outros, previam a resposta imunológica das pessoas, nesse caso, à vacinação contra hepatite B. Quanto mais pesquisas realizava, mais claro algo ficava para mim: *o sono insuficiente afetava o tipo de reação que as pessoas tinham à vacinação*. Aquelas que dormiam menos tinham menos capacidade de desenvolver os anticorpos que poderiam protegê-las contra a hepatite B.[1]

Desde então, descobrimos que o mesmo é verdade para pessoas que receberam a vacina contra a gripe.[2] Ainda mais surpreendente, quando levamos pessoas ao laboratório e inserimos um vírus vivo de resfriado no nariz: as pessoas que normalmente dormiam menos de 6 horas por noite tinham *4 vezes mais chances* de desenvolver o resfriado do que aquelas que dormiam, em geral, mais de 7 horas por noite.[3] Todos no estudo receberam o mesmo nível de exposição ao vírus causador de resfriado, mas tiveram reações imunológicas bastante diferentes. O sono foi o fator que, de alguma maneira, conferiu um nível mais forte de proteção.

Há muitas coisas em nossa vida e saúde que não podemos controlar. Porém, o sono é uma das áreas em que podemos ver uma transformação enorme, com poucas mudanças concretas. Acontece que melhorar nosso sono pode levar a melhorias em muitos outros aspectos da vida, incluindo como nos sentimos, o que comemos, como aprendemos e como reagimos aos outros durante o dia, coisas que normalmente são mais difíceis de mudarmos sozinhos. Quando dormimos melhor, nos sentimos melhor, ficamos mais criativos e engajados, temos mais energia para nos exercitar e temos uma tendência maior de colocar em nossos pratos alimentos saudáveis, assim como frutas e legumes coloridos. Quando você dorme melhor, sua vida inteira melhora, criando uma base para a saúde e o bem-estar. Como um ex-paciente me disse, "você me deu meu sono de volta e isso mudou minha vida."

Atualmente, passo a maior parte do meu tempo na UCSF realizando pesquisas clínicas para entender melhor como e por que o sono é tão crucial à saúde. Tenho o privilégio de servir como profissional de saúde na clínica de insônia da UCSF, onde implementamos a terapia cognitivo-comportamental para a insônia (TCC-I) que abarca um conjunto de tratamentos empiricamente validados para promover o sono restaurador duradouro. Tratei centenas de pessoas desesperadas por uma boa noite de sono: algumas dessas histórias aparecem neste livro e meu encantamento pelo sono só tem crescido.

Embora o desafio e a cura específicos para cada pessoa sejam singulares, um tema maior permeia meu trabalho. Para a maioria de nós com dificuldades para dormir, a raiz do problema pode muitas vezes estar relacionada com comportamentos e decisões que fazem sentido em curto prazo, mas que acabam enfraquecendo o funcionamento natural do sono.

Mark é um ótimo exemplo. Ele desenvolveu insônia repentinamente quando o filho foi diagnosticado com transtorno do espectro autista. Durante o período exaustivo em que ele e a esposa estavam tentando compreender o diagnóstico e buscar serviços para o filho, Mark não conseguia relaxar a mente o suficiente para dormir. Ele começou a ir para a cama mais cedo, tentando dar a si mesmo a melhor oportunidade para repousar, mas só ficava deitado, virando-se de um lado para outro. Depois de uma noite ruim, ele dormia até mais tarde ou cochilava durante o dia, tentando conseguir descansar o máximo que podia. Mas isso só tornava ainda mais difícil conciliar o sono à noite. Seu horário desandou e seu corpo ficou confuso em relação a quando precisava descansar ou ficar alerta. E a ansiedade aumentava, pois, além do estresse agudo — a preocupação em conseguir obter as melhores intervenções para o filho — ele estava com uma privação crônica de sono e um estresse constante por não conseguir descansar o suficiente.

Qualquer um que esteja preocupado com uma prova importantíssima, um relacionamento em ruínas ou a maneira de ajudar um ser amado, provavelmente concordará que quando se está estressado, também não se consegue dormir. E qualquer um que fique acordado a noite toda devido a um bebê, um prazo, um pesadelo ou um ataque de ansiedade sabe que quando não dormimos bem, ficamos mais sensíveis ao estresse durante o dia. Pequenos problemas parecem ficar enormes. A questão aqui é que nosso sono, humor e níveis de estresse diário influenciam tudo.

Visar uma parte do ciclo ajuda automaticamente os outros dois. Assim, quando melhoramos nosso sono, também damos a nós mesmos uma chance maior de nos sentirmos melhor e de termos os recursos de necessários para lidar com as dificuldades do dia a dia. E quanto melhor nos sentirmos e mais recursos de enfrentamento tivermos durante o dia, mais facilmente conseguiremos adormecer.

No entanto, não é apenas o estresse ou a preocupação que atrapalham o sono. Às vezes, o sono está relacionado com outras condições físicas ou mentais. Quando uma paciente começou o tratamento em nossa clínica, a dor crônica nas costas a mantinha acordada durante grande parte da noite. A dor a impedia de dormir. O sono fragmentado e interrompido piorava a dor. Ao dormirmos menos, nosso limiar de dor diminui.[4] O sono não pode apagar completamente a dor, mas pode diminuir a intensidade. E estarmos mais descansados melhora nossos recursos físicos e mentais para enfrentarmos a dor, o que, por sua vez, nos dá uma confiança maior em nossa capacidade de cura. Para essa paciente, o sono saudável não era apenas conseguir descansar melhor. Era também melhorar a habilidade de curar o corpo e lhe dar energia e otimismo suficientes para ajudá-la a permanecer mentalmente saudável. Quando não dormimos, o mundo não apenas se sente, ele parece pior: temos um filtro negativo mais forte e menos recursos cognitivos e emocionais. Até mesmo os menores estressores podem nos fazer subir pelas paredes quando dormimos pouco.

É comum que o sono seja a última coisa em nossa lista de afazeres. Realmente, deveria ser a primeira. É um "nutriente essencial" do qual todos precisamos para termos saúde, longevidade e vitalidade, e ao qual nem todos temos um acesso igualitário.

O "acesso ao sono" não é distribuído igualmente

Às vezes, o sono tem a ver com coisas além do nosso corpo, fatores sociais, econômicos e outras questões sistêmicas em nossos ambientes e comunidades. Angel, mãe de dois filhos pequenos, revelou durante a primeira consulta que vivia em um bairro perigoso. Um tiroteio ocorrera recentemente perto da casa, algo que se tornava cada vez mais comum. Ela começou a ficar acordada a noite inteira para cuidar de seus filhos enquanto dormiam. A insônia, nascida de um forte desejo e necessidade de proteger os filhos, havia se transformado em uma vigília crônica e aumentada. O plano de tratamento envolveu diminuir a reação superexcitada à ameaça para que pudesse colher os benefícios do sono restaurador.

Sabemos agora que um sono suficiente e restaurador não é distribuído igualmente entre populações. Há claras desigualdades de sono. Por exemplo, em média, os afro-americanos e as pessoas com baixa renda relatam ter um sono mais breve e menos restaurador do que as pessoas em outras demografias raciais e grupos socioeconômicos mais elevados.[5] Uma grande parte do meu trabalho, no momento, envolve tentar entender os processos e determinantes sociais que contribuem para as disparidades no sono da população. Embora seja raramente visto dessa forma, o sono é uma questão vital de justiça social. Todos merecem o direito a uma noite de sono tranquila.

Embora sejam necessárias mudanças sociais e políticas para resolver as disparidades de sono e saúde, para muitos a capacidade de ter um sono saudável é pessoal, residindo em nós. Não importa o quanto o sono tenha sido uma luta para você, vamos começar com boas notícias: *você foi feito para dormir.* Por trás de todos os condicionamentos contra o sono com os quais você provavelmente está lutando, seu corpo sabe como fazer isso. O que faremos neste livro é remover esses obstáculos para que o corpo se lembre de como dormir, assim, você poderá recuperar seu senso de "domínio do sono".

Este livro não substitui o tratamento médico nem serve como um programa de saúde pública. (Há recursos adicionais no fim do livro que podem ajudá-lo a decidir se precisa falar com um médico, além de indicar opções de tratamento e próximos passos.) O que este livro faz é seguir a premissa inovadora de nossa clínica de insônia e de muitos outros centros de sono ao redor do mundo: dormir melhor é uma questão de aproveitar o que o corpo já sabe fazer, libertando-nos dos comportamentos que afetam negativamente o sono e reforçando aqueles que nos trazem de volta ao nosso ritmo natural.

Torne-se seu próprio cientista do sono para revelar o segredo do *seu* sono

O sono é universal, contudo, é pessoal. Há algumas coisas básicas que são verdadeiras sobre o sono para todos nós e, é claro, abordaremos tais constantes aqui. Mas não há um modelo único, uma panaceia que funcione para todos. O segredo é descobrir no dia a dia os parâmetros específicos dentro dessas práticas centrais sobre as quais falaremos, dia a dia, que funcionem melhor para *você*.

Muitos de nós sofremos por tentarmos alcançar um modelo de sono que, em última análise, não será benéfico para nós. Alinhamos nossos hábitos de dormir aos outros, ou às demandas do nosso trabalho. Não prestamos atenção aos sinais singulares do nosso corpo quanto ao sono natural e os ritmos, ou nem percebemos que existem. Alguns de nós têm expectativas irreais sobre o que é um bom sono. Focamos naquela noite espetacular, você sabe qual. Aquela em que você desmaiou de sono e acordou na mesma posição pela manhã, sentindo-se incrível. Certamente, essa foi uma noite excepcional, mas sem dúvida não é um parâmetro para avaliar todas suas noites futuras de sono.

Todos precisamos de comida e oxigênio, mas isso não significa que comemos e respiramos a mesma coisa. Não lhe direi a que horas deve ir dormir ou a que horas acordar, nem mesmo exatamente quantas horas de sono você precisa (embora darei algumas sugestões sérias com base no que sabemos em relação à necessidade *média* das pessoas). Vou ajudá-lo a encontrar *seus* ritmos naturais e a fazer uso deles para um sono melhor.

Sua missão para esta semana, caso aceite, é tornar-se seu próprio cientista do sono. As informações neste livro são amplamente aplicáveis. São as ferramentas de sono mais fundamentais e essenciais que todos precisam ter. Mas quando o assunto é dormir, todos sofremos com *desafios* diferentes. É por isso que, quando as pessoas buscam tratamentos para dormir, eles são personalizados. Assim, uma das primeiras coisas que veremos neste livro é como manter um diário do sono, uma ferramenta simples para acompanhar seus padrões de sono ao longo dos próximos sete dias, para podermos encontrar soluções com base em *seus* dados.

Algumas das técnicas que tentaremos nesta semana lhe cairão bem. Outras poderão causar menos impacto (ao menos no início). Isso é esperado. Mas reconheça ainda que na maioria das mudanças de comportamento, alguns dos benefícios não aparecerão da noite para o dia e podem demandar um pouco de prática para serem sentidos totalmente. Cada prática individual é um passo rumo ao sono melhor, todavia, elas tendem a funcionar melhor juntas. Gosto de pensar nisso como uma espécie de "receita" para o sono. Há uma certa abertura para substituições, mas se você deixar um ingrediente importante de fora, provavelmente não dará certo. Assim como na culinária, a química funciona melhor quando você segue a receita e inclui todos os ingredientes. Se realmente quiser dar uma chance a essas estratégias e registrar os resultados no diário do sono que darei a você, começará a entender o que funciona melhor em seu caso ainda mais rápido. Aqui, receberá de volta tudo aquilo que investiu. Você pode ser um consumidor ou pode ser um colaborador. E espero que escolha a segunda opção!

O sono é um remédio incrível. É tão potente que pode ajudar com quaisquer das mazelas que nos afligem. Provavelmente, você já sabe que o sono faz bem e que se sente bem com ele. Veja, a ciência está comprovando tudo isso. Um bom sono fortifica o sistema imunológico.[6] Regula o metabolismo.[7] Deixa você mais feliz. Faz de você um parceiro mais empático e um pai ou mãe mais paciente.[8] Pode melhorar sua produtividade e criatividade no trabalho e turbinar sua energia para que finalmente consiga incluir aquela atividade física extra (ou a primeira!) durante a semana.[9] Aguça a mente e pode realmente limpar as toxinas do cérebro que se acumulam com o tempo, incluindo aquelas supostamente responsáveis pelas doenças neurodegenerativas. Às vezes chamo o sono de "lava-louças do cérebro".[10] Porém, assim como ocorre com o lava-louças, você precisa permitir que ele complete o ciclo inteiro. E, como eu disse, muitas vezes, o maior impedimento para um bom sono somos *nós mesmos,* nossos comportamentos diurnos e as crenças mal orientadas sobre como dormir que atrapalham o processo restaurador natural que nosso corpo tanto deseja realizar.

O ponto principal é o seguinte: o sono é natural, mas nem sempre é fácil. Como ser humano, você está biologicamente constituído para dormir. *Mas os obstáculos são reais.* Distrações digitais, estresse, os ambientes em que você vive e dorme e até questões sistêmicas maiores, como raça e classe pressionam nossa biologia... e isso tudo afeta o sono. Muitos de nós estamos mergulhados em uma cultura que desvaloriza o sono: já ouviu a expressão "você poderá dormir quando estiver morto"? Todos temos responsabilidades, grandes objetivos e pressões enormes. Você está aqui neste planeta para um propósito. Mas não conseguirá fazer nada do que realmente deseja fazer se não conseguir dormir.

Cada um de nós tem seus desafios singulares. Talvez seu desafio seja descobrir como priorizar o sono quando o restante da vida interfere. Ou, talvez esteja priorizando-o, e ainda assim enfrenta dificuldades. Pode ser que seu sono não seja ruim, mas você é um otimizador, alguém que procura maximizar a restauração que pode obter a cada dia. A todos: este livro é para você! Não importa qual é seu ponto de partida, as estratégias aqui apresentadas, que se estenderão durante uma semana, são ferramentas comprovadas que sabemos que melhoram o sono e com isso, o bem-estar e a alegria.

Sendo assim, durante os próximos sete dias, abordaremos um pequeno hábito por dia. Cada mudança de hábito lhe mostrará como se livrar dos obstáculos mais comuns ao sono, criando uma forte associação com os sinais do sono, exclusivos para você, que o ajudarão a relaxar e permitir que a mágica aconteça. O que este livro vai lhe ensinar é como não atrapalhar a si mesmo para que seu corpo possa fazer o que foi projetado para fazer: *dormir*.

ANTES DE COMEÇAR

Você já fez o básico?

Para os propósitos de nossa semana juntos, presumo que você já conheça o elementar sobre a "higiene do sono". Se está com este livro nas mãos, provavelmente já tentou aquelas coisas básicas que há por aí. Aqui não passaremos muito tempo falando sobre como você deveria manter seu quarto bem escuro e deixar seu celular em outro cômodo. Em vez disso, mergulharemos mais fundo: chegaremos aos "pontos de pressão do sono" dentro de sua biologia e sua vida e como engajá-los para levar seu sono na direção certa.

Dito isso, fala-se muito sobre a higiene do sono por um motivo: essas coisas são importantes. Você pode fazer tudo o que eu sugiro ao longo dos próximos 7 dias e ainda assim sabotar a si mesmo ao não praticar a etapa introdutória. Assim, caso seja um especialista em higiene do sono, a lista a seguir poderá servir como uma revisão e uma verificação dupla para captar quaisquer das melhores práticas do sono que talvez tenha deixado passar (acontece). Caso você esteja se familiarizando com a ideia de higiene do sono, este será seu curso intensivo de introdução ao sono e ele o fará começar bem.

CHECKLIST BÁSICA DO SONO

- **Seu quarto está escuro?** Luzes, incluindo a de espectro azul de seu tablet, tela de computador, TV e celulares podem interromper a produção de importantes químicos indutores de sono no cérebro. A solução: use cortinas blecaute ou uma máscara de olhos confortável. Limite a exposição a telas algumas horas antes de dormir (falarei mais sobre isso posteriormente) ou use um filtro de luz azul para diminuir a exposição.
- **Seu quarto tem a temperatura ideal?** Uma das coisas que faz que seu sono ocorra é a queda da temperatura corporal central. É uma parte essencial para pegar no sono. Se possível, diminua a temperatura na área onde dormirá. Aparentemente, o ponto ideal é ao redor de 18,3°C, embora haja certa margem com base em suas próprias preferências (variando entre 15,5°C e 19,4°C). A solução: ligue o ar-condicionado (ou não use aquecedor) e pegue um cobertor. Você precisa de um quarto escuro e fresquinho.
- **Seu quarto está organizado e livre de distrações?** Elimine a bagunça e outras coisas que possam lhe causar qualquer ansiedade ou o sentimento de "preciso arrumar aquilo". Essa é uma daquelas situações "longe dos olhos, longe do coração". A solução: guarde seu notebook em outro lugar. Leve os papéis de trabalho para outro cômodo. Coloque aquela pilha de roupas no guarda-roupas. Ao sentar-se em sua cama e dar uma olhada ao redor, isso deveria acalmá-lo e não o ativar. A vida tem muita bagunça, procure mantê-la em outro cômodo, sempre que possível.
- **Seu celular está preso à sua mão?** Não estou julgando, o meu geralmente está. Mas procuro seguir o conselho dos meus colegas especialistas em sono e não *dormir* com ele literalmente na mão. Posteriormente, falaremos mais sobre celulares, luz

azul e quando você precisa se preocupar com os dispositivos que atrapalham seu sono. Mas, por ora, apenas saiba que ter um telefone próximo à sua cabeça durante a noite geralmente não é o melhor para dormir, especialmente se o sono é algo que tem fugido de você. A solução: deixe seu celular em outro cômodo na hora de dormir. Ou, caso isso não seja possível (muitas pessoas não têm outra forma de usar o despertador, por exemplo), deixe-o do outro lado do quarto ou em um corredor ou banheiro próximos. Simplesmente retire-o de seu espaço de sono.

- **Você conhece seus dados de sono?** Muitos de nós usamos tecnologias vestíveis para monitorar o sono. Meu trabalho é estudar o sono, então pode ter certeza de que tenho um armário repleto de dispositivos projetados para monitorar cada aspecto concebível do sono. Podem ser ferramentas poderosas para iluminar o comportamento durante o sono, mas também podem se tornar rapidamente uma fonte de angústia. É muito comum eu atender um paciente que está perturbado porque o dispositivo que usa no pulso, algo como um oráculo do sono, registrou 0% de sono profundo. É improvável que o dispositivo seja preciso, mas o estresse que ele causa é 100% real. Dois anos atrás, os pesquisadores cunharam o termo "ortosonia" para se referir ao tipo específico de insônia causada por dispositivos de monitoramento do sono.[1] A solução: Para esta semana, à medida que avança na leitura deste livro (e na minha opinião, para o resto de sua vida!), não dê muita bola para os dados de sono desses dispositivos, caso os use. Em vez disso, gostaria de pedir que se baseasse no diário do sono que usará para acompanhar por si mesmo seus padrões de sono. A tecnologia avançou muito no sentido de mensurar o sono e o futuro é promissor. Contudo, vamos tentar a abordagem tradicional por meio do diário do sono para esta semana.

Comece seu diário do sono... Agora!

Caso você fosse à minha clínica do sono, isso seria a primeira coisa que lhe pediria. De fato, faríamos isso antes mesmo de começar a cuidar do seu sono. Os dados dos diários de sono que as pessoas escrevem são extraordinariamente valiosos. É assim que descobrimos como customizar nossas intervenções para ajudá-las da forma mais eficaz. Elas chegam, falamos sobre seu problema e depois as envio para casa com um diário do sono nas mãos com instruções para voltarem dali a uma semana.

Nossa linha do tempo aqui é limitada e não posso me teletransportar pelas páginas deste livro e customizar um plano para você. Porém, é exatamente o que pedirei que *você* faça ao longo dos próximos 7 dias: customizar seu plano de sono. Cada dia lhe oferecerá uma intervenção comprovada que aplicamos a quase todos que vêm até nós. Enquanto isso, peço que escreva em seu diário todos os dias. E no fim da semana, analisaremos seus dados e teremos uma percepção ainda mais granular sobre como *você*, especificamente, pode customizar suas metodologias de sono que sejam melhores para você.

Não confie em um dispositivo vestível para isso. Quero que você escreva à mão no diário, mesmo que utilize algum monitor de sono. Depender de dispositivos e aplicativos geralmente significa que deixamos passar parte do panorama mais amplo. Quando *você* faz o monitoramento e não a "IA" (Inteligência Artificial), pode ver padrões em seu comportamento que, de outro modo, ficariam perdidos ou obscurecidos.

E o processo em si de manter um diário pode ser muito terapêutico. Os diários do sono são uma de nossas intervenções bem pesquisadas. Assim começaremos o seu já no dia 1. Se folhear rapidamente até o fim deste livro, encontrará uma seção com diversos modelos em branco de diários, prontos para usar. Sinta-se livre para escrever diretamente no livro, mas também recomendo tirar cópias dos modelos em branco antes de começar a escrever, para poder continuar a prática muito além dos próximos sete dias. Quero que você use o modelo: no fim desta semana faremos alguns cálculos para avaliar seus dados do sono e será mais fácil fazer isso usando o formato oferecido!

Sinta-se livre para começar seu diário do sono imediatamente ou logo após iniciar o dia 1 de sua semana como cientista do sono.

DIA 1

ACERTE SEU RELÓGIO (INTERNO)

Vamos comparar os humanos com alguns de nossos companheiros desta Terra. As girafas dormem menos de 5 horas ao longo das 24 horas do dia, enquanto os leões passam incríveis 16 a 20 horas descansando ou dormindo nesse mesmo período. O albatroz, um pássaro enorme que parece um avião e que pode viajar dezenas de milhares de quilômetros em uma única jornada, consegue atingir o sono REM *durante o voo*. E os hipopótamos? Eles dormem embaixo d'água, emergindo inconscientemente para respirar. Até as flores têm um relógio interno, codificado em suas células, que lhes diz quando devem abrir e fechar. Assim como há variados organismos por aí, também há diversas categorias de ritmos de sono.

Nós, humanos, somos "dormidores" muito sem graça: a maioria dos adultos precisa de um mínimo de 7 horas de sono por noite[1] e nem conseguimos nadar enquanto dormimos. E talvez ainda mais do que os hipopótamos e as flores, temos dificuldade para dormir. Um grande motivo para isso é que nossos ciclos naturais de sono estão fora de sintonia.

Antigamente, os ciclos humanos de sono estavam atrelados mais firmemente ao mundo natural. Acordávamos com a luz da manhã e começávamos a dormir quando o sol se punha. Depois, descobrimos o fogo e tudo foi montanha abaixo a partir de então. Agora temos eletricidade, tecnologia, compromissos que não são muito governados pelo mundo natural, mas pelo novo mundo digital que criamos. Precisamos responder a e-mails, assistir à Netflix, correr atrás dos nossos desejos. Não somos mais os caçadores-coletores que acordavam e iam dormir com o sol. Temos empregos que nos fazem acordar cedo e ir dormir tarde. Somos inundados pela luz artificial que nos chega por meio das lâmpadas, telas de celular e notebooks até um horário muito mais tarde, em que nossos ancestrais distantes já estariam dormindo profundamente. Se nossos ritmos biológicos naturais pudessem ser nosso chefe, talvez dormir e acordar seria tão fácil como é para as flores.

Seria a solução largarmos a eletricidade para trás, morar na floresta e dormir e acordar com o sol novamente como nossos ancestrais? Talvez! Um estudo de caso realmente criativo descobriu que os participantes de uma pesquisa que acamparam nas matas do estado do Colorado, EUA, por uma semana sem poder usar luzes artificiais à noite (nada de lanternas de nenhum tipo) mostraram uma mudança de 69% em seu ritmo biológico de dormir e acordar em comparação com aqueles que ficaram em casa.[2] Mas meu palpite é que a maioria das pessoas, mesmo aquelas com grandes dificuldades para dormir, provavelmente não está disposta a cortar totalmente as relações com o mundo civilizado para resolver seu problema. Precisamos encontrar uma forma, dentro deste mundo moderno, elétrico, digital, que nunca dorme, interconectado e rápido para estabilizar e ressincronizar nossos propulsores de sono e assim, conseguir ter aquele tipo de sono restaurador do qual ainda precisamos como humanos.

É por isso que começaremos este projeto de consertar seu sono logo pela manhã. Quando alguém tem problema para dormir, muita atenção é dada ao sono em si. Mas preparar-se para ter um ótimo sono não começa ao dormir, ou uma hora antes disso, ou seja lá quando você começa a se preparar para dormir. Começa no minuto em que você acorda.

Quando você acorda?

Às 5h? Às 7h? Ao meio-dia?

Se está esperando ouvir um discurso sobre "Deus ajuda quem cedo madruga", não será de mim. Trabalho com inúmeras pessoas a cada ano em nossa clínica na UCSF, criando soluções individualizadas para a insônia e outras dificuldades de sono. E eu raramente digo a qualquer um que é necessário acordar cedo ou realmente a qualquer horário específico. Não me importo com o horário em que você acorda. Importo-me apenas que acorde no *mesmo horário* todos os dias.

Meu filho mais novo tem 5 anos. Menciono isso para deixar claro que tenho um despertador natural e incontrolável embutido em minha vida. Mesmo nos fins de semana mais preguiçosos, eu não conseguiria dormir até mais tarde, mesmo que quisesse. Mas ainda que não tivesse esse queridinho aparecendo à minha cama às 6h em ponto, pedindo panquecas e querendo falar de algum Vingador da Marvel, não tentaria dormir até mais tarde. Nos fins de semana — não mais. Os suntuosos domingos dorminhocos da minha vida antes de ser pai estão bem longe no passado, e isso se deve aos dados.

Se você é como a maioria das pessoas (e como eu antes da ciência do sono se tornar minha carreira), você passa a semana de trabalho dormindo um pouco menos e tenta "recuperar" nos fins de semana (ou sempre que tem dias de folga) ao dormir uma ou duas horas a mais. Essa dívida de sono, construída ao longo da semana, é chamada "jet lag social". Os adolescentes são o exemplo mais notável disso. Ainda não há adolescentes na minha casa (graças a Deus!), mas com certeza me lembro de ter sido um. Além das alterações de humor e da ansiedade, lembro-me de dormir até mais tarde, muito. É comum que os adolescentes sintam uma mudança em seu ritmo de sono, conhecida como "fase de sono atrasado", que aumenta sua preferência biológica para ir dormir e acordar mais tarde. Enquanto isso, as aulas no colégio começam cedo, muito mais cedo do que os adolescentes querem acordar, biologicamente. Isso produz a *dívida de sono* ao longo da semana, que é compensada dormindo-se mais no fim de semana. "Recuperar" o sono dessa forma faz sentido lógico: se você está com sede, beba mais água. Se está cansado, dê mais sono ao seu corpo. Porém, infelizmente, para alguém que está tendo dificuldade para dormir, tal estratégia quase sempre dá errado. Além de não dar certo, ela pode se virar contra você.

Seu corpo adora prever sua próxima ação ou necessidade. Ele produz insulina ao prever uma refeição e melatonina ao prever o sono. Ele sabe fazer isso pelos sinais em seu ambiente e rotina. Sinais que começam assim que abre os olhos e que vão se acumulando ao longo do dia. Se sua rotina é irregular, seu corpo fica confuso sobre o que precisa fazer e como deveria estar usando seus recursos. Não, você não precisa se tornar um autômato fazendo as mesmas coisas todos os dias, comendo a mesma comida etc.! Mas estabelecer um horário para acordar é a *coisa número um* que faço com as pessoas que vêm à clínica do sono. E isso porque é o regulador mais potente de dois processos naturais internos que causam o sono.

O que nos faz dormir?

Você tem dois "causadores" principais do sono: o *impulso homeostático do sono* e o *ritmo circadiano*. Esses dois processos naturais e internos em seu corpo trabalham juntos (embora sejam independentes) para mantê-lo acordado quando necessário e dormindo quando necessário. Eles ainda precisam estar em sincronia para você ter um sono ótimo. Quando estão desregulados, você começa a ter problemas.

Seu impulso homeostático do sono é basicamente uma "pressão" para dormir que se acumula quanto mais ficar acordado. Imagine uma bexiga. Está achatada e vazia quando você abre seus olhos pela manhã. À medida que o dia vai passando, ela começa a inflar gradualmente, sendo preenchida com uma vontade de dormir. Quando atinge a quantidade ideal — imagine uma bexiga perfeitamente inflada — você sente a necessidade de dormir. Seus olhos ficam pesados, você deita na cama e cai no sono. Ao tirar um cochilo, está basicamente "deixando escapar um pouco de ar" da bexiga ou aliviando um pouco daquela pressão para dormir.

O que faz com que a pressão do sono aumente? Bem, honestamente, não temos 100% de certeza. Por mais que tenhamos mapeado o cérebro humano durante o sono, ainda há muito que não sabemos em relação a ele, embora seja um dos processos biológicos mais básicos e essenciais da experiência humana. Mas uma das principais hipóteses é que nosso impulso do sono está relacionado à produção de certos neuroquímicos, subprodutos da atividade cerebral.

Um neuroquímico específico responsável pela sonolência é, acreditamos, a *adenosina*. Caso se lembre das aulas de química ou ciências, há o *trifosfato de adenosina* (ATP), a fonte de energia de todas as células vivas em nosso corpo. Enquanto você está em vigília, a adenosina é produzida no cérebro. Ao dormir, esse neuroquímico é usado. A cafeína, uma das maneiras mais comuns de nos mantermos acordados, apesar da bexiga de sono estar cada vez maior, funciona porque se engaja em uma batalha bioquímica com a adenosina no cérebro. Há basicamente uma luta entre as duas moléculas que são quebradas no cérebro, e a cafeína impede os receptores cerebrais de acessarem a adenosina. Isso dá muito certo por um tempo, mas quando o efeito vai embora, você pode ter uma onda repentina de exaustão à medida que a pressão do sono volta à cena.

Portanto, essa é a primeira parte importante: você acorda, aquela bexiga começa a inflar-se e quando a pressão de sono atinge seu nível ideal, seu corpo quer dormir. Mas seu impulso homeostático do sono não é a única coisa que regula seu ciclo. Se fosse, talvez você poderia apagar a qualquer momento do dia ou da noite, sempre que a bexiga enchesse, mesmo durante uma reunião ou ao conduzir um veículo. E isso nos leva ao *ritmo circadiano*.

Seu ritmo circadiano é, basicamente, seu "relógio-chefe" que governa o ritmo de todos os processos de seu corpo, incluindo o sono e a vigília. Todas as células do seu corpo, todos seus órgãos, até o cérebro, têm ritmos. Há um fluxo e refluxo dos processos e atividades ao longo do curso de um dia com 24 horas. O relógio-chefe que controla tudo isso vive nas profundezas de uma área cerebral chamada núcleo supraquiasmático, ou NSQ, que se encontra no hipotálamo, uma região pequena, porém influente do cérebro, que controla tudo, desde a liberação de hormônios à sede, a temperatura corporal e mais. Ele ainda determina seu "ritmo de alerta" ao longo do dia. Em geral, nosso estado de alerta tende a atingir um pico maior pela manhã, caindo à tarde, recuperando-se um pouco e, então, desaparecendo lentamente ao anoitecer até precisarmos dormir.

Assim, de que forma esse "relógio-chefe" decide como nos regular? São duas principalmente.

A primeira é *interna*: os ritmos de seu relógio-chefe são moldados por seus genes e pelas proteínas por eles produzidas. Sobre isso, você não tem muito controle. Está registrado em seu DNA. Como muitos outros traços (a cor do seu cabelo, sua preferência por doces ou salgados, se consegue enrolar a língua ou não), você herda uma preferência circadiana de seus pais e ancestrais. Provavelmente, você já sabe se é uma pessoa matutina ou noturna por natureza. Decerto é possível ir contra sua preferência circadiana genética, mas algumas pessoas acham isso mais desafiador do que outras. Para você, talvez sempre seja difícil ficar acordado até mais tarde. Pode ser que consiga acordar mais cedo devido a um compromisso profissional ou simplesmente porque quer aproveitar o dia, embora sempre se sinta moroso e confuso durante certo tempo, como se estivesse lutando contra as configurações pré-programadas do seu corpo. E isso se dá porque, bem, é a maneira como você realmente funciona. (Não quero desencorajá-lo ou insinuar que é uma batalha perdida, mas apenas que perceba que não há nada de errado caso tenha dificuldades ao mudar os horários de sono e de vigília.)

A segunda categoria de fatores que influencia seu ritmo circadiano é *externa*. Os "sistemas de estímulo" em seu cérebro ficam a todo momento coletando informações de seus arredores. A *escuridão* é um gatilho enorme para a sonolência. Primeiro, os fotorreceptores na retina percebem a luz ou sua falta. Essa informação viaja pelas vias neurais no cérebro até o hipotálamo, o centro de controle com o tamanho de uma noz, que percebe o declínio do dia e chama a glândula pineal para começar a liberar melatonina, o hormônio indutor do sono que foi transformado em comprimidos e colocado nas prateleiras de farmácias para ajudar os insones a chegar à terra do sono. Isso funciona ao contrário: quando você é exposto à luz (especialmente aos raios solares diretos), o oposto acontece: a liberação de melatonina é suprimida.

Os sinais externos que influenciam o ritmo circadiano não ficam limitados à luz do dia, embora esta seja uma forte influência. Há diversos outros tipos de "pontos de referência" ao longo do seu dia que enviam sinais inconscientes, porém poderosos, ao seu cérebro sobre onde exatamente você está em seu ciclo de 24 horas, o que permite ao seu corpo otimizar-se e preparar-se para a próxima atividade, um processo denominado *arrastamento ou sincronização*. Chamamos essas poderosas deixas ambientais de *zeitgebers*, uma palavra em alemão que significa "doadores de tempo". O termo se refere a qualquer coisa no ambiente ou na rotina de um organismo vivo que possa alterar a precisão do seu relógio interno, ou seja, seu ritmo circadiano. Esses zeitgebers exercem o maior poder sobre nós: a luz do dia ou seu desaparecimento, quando comemos ou fazemos exercício, a temperatura e até as interações sociais. Tais elementos de seu ambiente ou rotina se tornam algo a que seu corpo não apenas reage, mas que *antecipa*. E ele faz isso para otimizar e maximizar a eficiência biológica.

É devido aos zeitgebers, que seu corpo produz cortisol ao antecipar que você acordará, antes mesmo do seu despertador tocar. Assim, quando ele tocar, sua energia já estará aumentando e você estará pronto para despertar. Seu corpo produz insulina ao antecipar a glicose inundando seu sistema durante uma refeição, antes sequer de estar perto da mesa e dos talheres. Quando estiver mastigando e engolindo sua comida, seus sistemas metabólicos estarão prontos para processá-la em energia e nutrientes. Em resposta à diminuição da luz e da temperatura à noite, além de outros sinais em sua rotina noturna, seu corpo começará a liberar melatonina antes da hora de dormir, preparando o seu sistema para o repouso.

Resumindo: nossos ritmos circadianos são o produto de diversos fatores. São, de forma parcial, geneticamente predeterminados e moldados por nossos ambientes imediatos e o mundo natural, e, ainda em parte, regulados por certos elementos de nossa rotina diária. A ampla variação que podemos observar nos timos circadianos humanos é interessante. Não temos total certeza do porquê as pessoas terem variações genéticas diferentes em termos de ritmo circadiano, mas certamente podemos levantar algumas hipóteses sobre por que evoluímos com preferências distintas de vigília, talvez havendo correlação com a geografia, o clima, a vigilância ou a segurança. Além disso, pode haver outros motivos não relacionados ao sono pelos quais os ritmos circadianos variam: os relógios circadianos desempenham um papel em muitos outros processos, incluindo o metabolismo, que mencionei há pouco, mas ainda o *sistema imunológico*. Uma coisa em que os cientistas circadianos e do sono estão particularmente interessados em descobrir no momento é como aproveitar os ritmos circadianos para impactar positivamente o sistema imunológico.

Por exemplo, visto que o metabolismo está vinculado ao relógio circadiano, suspeitamos que algumas pessoas possam ter respostas melhores a medicamentos quando os tomam em determinadas fases circadianas. Há, atualmente, um campo novo de estudos em torno disso: a *cronomedicina*. Se pudermos entender melhor o ritmo circadiano de cada pessoa, incluindo as suas células e órgãos, mais precisamente, talvez consigamos tratar as pessoas de uma forma mais personalizada.[3]

Seu ritmo circadiano é um processo biológico fundamental que ocorre dentro de você a nível químico e celular, e que impacta muitíssimo seu sono, sua saúde e sua experiência de vida como um todo. Sendo assim, quanto disso *está* de fato sob seu controle e quanto você simplesmente precisa aceitar?

Podemos "resetar" nossos ritmos circadianos?

Um homem, a quem chamaremos de Ben, telefonou certo dia para nossa clínica. Ele havia visto um vídeo divertido que eu fizera pouco antes para a revista *Wired*. O pessoal da revista havia feito toda uma série em que especialistas de diversos campos explicavam seu trabalho para pessoas em vários níveis de compreensão. Meu vídeo começava comigo explicando o sono para uma criança muito esperta de 8 anos e terminava comigo me esforçando para tentar me fazer entender para um neurocientista altamente treinado! Ben descobriu o vídeo quando estava buscando encontrar, de forma um tanto quanto desesperada, uma solução para o problema de insônia. Ele me disse que tinha um ciclo natural de sono incomum, em que ficava acordado a noite inteira e dormia o dia inteiro, como um animal noturno. Havia sido assim por anos. Ele havia tentado mudar os horários de sono e vigília, mas o corpo parecia sempre voltar a esse padrão.

Com o passar do tempo, ele descobrira algumas formas de lidar com isso. Porém, a tática principal era muito extrema: a cada duas ou três semanas, ele ficava acordado por 48 horas para "resetar" a si mesmo, de modo a conseguir permanecer acordado durante o dia para participar de eventos importantes relacionados ao trabalho. Ele queria saber se eu poderia ajudá-lo.

Ben tinha o que chamamos de "atraso de fase" e de forma muito severa. Um atraso de fase é, basicamente, quando seu ritmo circadiano não está alinhado com o resto do mundo. Algumas pessoas são noturnas por natureza (*fase atrasada do sono* é o termo técnico). Mas esse homem talvez fosse a pessoa noturna mais extrema que já vi. Ele tinha 45 anos e, segundo ele, sofria dessa condição a vida toda.

Perguntei a ele se o trabalho era compatível com esse atraso de fase. Não, foi a resposta. Ele trabalhava para uma grande empresa de seguros que exigia um horário das 9h às 17h. Era comum ele ficar olhando para o relógio, imaginando se conseguiria chegar até o fim do dia. O "reset" dele a cada poucas semanas o ajudava brevemente, mas ficar acordado direto por dois dias era demasiado esforço. Eu estava preocupado com os efeitos de longo prazo. Sabemos agora que quem dorme pouco corre mais risco de ter todos os tipos de resultados ruins para a saúde, incluindo doenças cardíacas, obesidade, depressão e até Alzheimer e demência.[4]

Foi isto o que eu disse a Ben: "há algumas coisas que podemos fazer. Podemos tentar a terapia da luz pelas manhãs e suplementos de melatonina à noite. Há um estimulante chamado *modafinil*, que é geralmente usado para tratar o transtorno de mudança de turno e os pacientes com hipersonia, que podemos usar para ajudá-lo a permanecer alerta quando seu cérebro e corpo querem ficar dormindo. Poderíamos fazer a cronoterapia — quando o forçamos na outra direção e o privamos de sono até você *querer* dormir no horário certo —, basicamente o que já está fazendo com a estratégia de 'reset'.

Se formos diligentes nisso, podemos conseguir alterar de maneira gradual seus horários. Mas, para ser sincero, talvez não dê muito certo em sua situação. Talvez o fato seja que este mundo não foi feito para você."

Parece grosseiro de minha parte, eu sei. Nunca me sinto bem dando esse tipo de notícia a alguém que está sofrendo. No entanto, ao mesmo tempo, gosto de enfatizar que não é culpa do paciente. É o mundo que está sendo inflexível.

Eu queria dar opções a Ben: se ele quisesse trilhar o caminho das pedras para corrigir seu atraso de fase, eu estava disposto a tentar. Mas as pessoas com um atraso severo de fase geralmente lidam com isso de formas diferentes, como optar por trabalhos que possam desempenhar à noite. Tratei pessoas com atrasos de fase significativos e com transtornos de ritmo circadiano, em muitos casos, elas trabalhavam à noite ou em funções muito flexíveis. Vejo um número desproporcional de pessoas que optaram por trabalhos noturnos, como vigias ou programadores. Às vezes dá muito certo para elas, mas um número considerável de pessoas que tem um atraso de fase severo sofre de depressão. Elas não têm as mesmas experiências que os outros, e isso pode ser solitário.

"Podemos tentar algumas dessas intervenções", disse a Ben, "mas ao fazermos isso, quero que você saiba que talvez lute contra isso para sempre. Em longo prazo, sugiro considerar uma profissão diferente."

No fim, Ben adotou uma abordagem mista. Ele trabalhou para ajustar seu ritmo circadiano o suficiente para poder viver parte de sua vida durante o dia, mas também obteve uma licença médica e começou a considerar as opções para uma carreira que estivesse mais alinhada com a predisposição genética para estar no seu melhor, mais alerta e em vigília à noite.

No entanto, observe, por favor, que esse atraso de fase extremo é bastante incomum. De fato, a prevalência registrada da síndrome de fase atrasada do sono é menor que 0,2% na população em geral.[5] (Nos adolescentes, isso chega a 15%, mas é transitório.[6]) É muito mais comum que as pessoas que se encontram nesse tipo de padrão, acordadas à noite e dormindo durante o dia, tenham fatores comportamentais que o reforcem. As pessoas que atendo na clínica (e admito eu mesmo), em geral se engajam em atividades tarde da noite que as mantêm acordadas: redes sociais, jogos, trabalho, leitura e hobbies para as quais sentem que não têm tempo durante o dia. Vejo muito disso com os artistas: eles se envolvem profundamente com um projeto e, de repente, já são 3h da madrugada.

A maioria de nós não tem um atraso de fase como o de Ben. Temos comportamentos nos quais nos envolvemos, por inúmeros motivos válidos, que perpetuam nossa luta com o sono. Temos interesses que não podemos atender durante o dia, temos pressões profissionais, filhos com suas próprias dificuldades para dormir. Então uma falta de estrutura em nossos momentos de *vigília* aumenta o problema, mantendo em circulação nosso ciclo desregulado de sono. Ficamos trabalhando até tarde, concentrados em um projeto ou cuidando do bebê e acabamos dormindo quando conseguimos para "tirar o atraso de sono". Assim, nesse dia não conseguimos desenvolver uma pressão suficiente de sono para adormecer mais cedo, e continua o ciclo.

É aqui que os zeitgebers entram em cena. Com certeza, até certo ponto, seu ritmo circadiano é genético. Mas ele é maleável. *Reagirá* às pressões do ambiente e da rotina. Fatores como o horário em que acorda, quando bebe café ou chá, quando se alimenta e se exercita e o que faz rotineiramente antes de dormir como "gatilho" para o sono, podem pressionar o ritmo circadiano e alterá-lo. Apenas pense na última vez em que viajou para algum lugar com um fuso horário diferente, seja de 2 ou de 12 horas de diferença, e como lidou com isso. Meu palpite é que você tentou imediatamente alinhar seu horário com o horário local (Se não fez isso, tente da próxima vez!). Sem pensar nisso, você começou a tomar o café da manhã como sempre faz, e jantar no horário em que está acostumado. Talvez até tenha feito uma caminhada ou se exercitado no horário costumeiro. Talvez se tenha arrastado para fora da cama no segundo dia, muito embora ainda quisesse dormir, visto que o corpo estava no ritmo do fuso anterior. Se fez tudo isso, talvez tenha descoberto que se recuperou muito rapidamente do jet lag. Em 2 dias, seus horários de vigília e de sono (seu relógio interno) estavam bem adaptados ao seu novo relógio externo. Esse é um exemplo de como se ajusta o ritmo circadiano. Você o pressiona usando essas "alavancas" dentro de sua rotina, e ele responde.

Quando as pessoas vêm à minha clínica, a *primeira coisa* que faço é pedir a elas que escolham um horário para acordar e se prendam a ele 7 dias por semana. Eu começo com isso, pois é a ação mais eficaz que a maioria das pessoas pode fazer para resolver o problema de insônia. O segredo é a consistência. Seu corpo anseia por ela, e ela pode trazer efeitos poderosos. Contudo, muitos têm dificuldade com isso. Pode ser um ajuste difícil de fazer. Estamos sempre tentando "manipular o sistema" naquele dia, naquela noite. Você não dormiu direito à noite? Então acordará mais tarde para compensar. Parece lógico. Mas, na verdade, é a pior coisa que pode fazer.

Pare de criar um jet lag proposital!

Se você acorda às 6h alguns dias e às 9h em outros, está bagunçando seu ritmo circadiano. Está colocando a si mesmo, de forma intencional, em um estado de jet lag. É como se voasse por três fusos horários a cada sábado, tentando se aclimatar e pegando o voo de volta logo em seguida.

Muitos de meus pacientes me dizem: "eu *sei* que devo acordar no mesmo horário todos os dias, mas..." *Simplesmente não consigo. É difícil demais. Estou cansado demais. Meu horário no trabalho é imprevisível.* Entendo. E, honestamente, caso não tenha insônia, talvez dormir até mais tarde no fim de semana seja bastante aceitável. Assim como tomar aquela taça extra de vinho, comer aquele pedaço a mais de pizza ou aquela porção adicional de sorvete, pode ser uma indulgência deliciosa que faz a vida digna de ser vivida. Mas se veio à minha clínica (ou se está lendo este livro), quer dizer que as coisas não estão dando muito certo no quesito sono. Se for esse o caso, então precisa tentar acordar sempre no mesmo horário. Sendo assim, quando os pacientes me dão um milhão de motivos pelos quais isso não funciona para eles, é isto o que digo:

É você quem escolhe o horário. Quando as pessoas vêm ao meu laboratório, eu pergunto, "se você tivesse que se comprometer com um horário, qual seria?" Responda a essa pergunta agora. Não exigirei que você tenha que acordar cedo, ou em qualquer horário específico. Encontre um horário que se alinhe com sua agenda, que lhe permita trabalhar, cuidar dos filhos e de qualquer outra coisa necessária. Decidido isso, use um despertador. Há muitos tipos de despertadores. Tenho filhos pequenos, que são despertadores humanos. (Porém, são muito caros, então não os sugiro, caso esteja apenas tentando resolver a insônia.)

Não se estresse — temos margem de segurança. Se você ajustou o despertador para as 8h, e acaba acordando às 8h15 em um sábado, isso não arruinará seu progresso. Tudo bem ter um pouco de flexibilidade e tolerância. A questão é ter consistência em longo prazo. O mais importante que espero de você é que se esforce.

Faça valer a pena. Às vezes é um pouco trabalhoso manter isso. Talvez esteja trazendo seu horário de acordar para mais cedo ao começar a estabilizar seus ciclos de sono, ainda mais em seus dias de folga. Caso esteja acostumado a dormir até mais tarde. Esses serão os dias mais difíceis para manter-se comprometido. Assim, ofereça uma recompensa a si mesmo, imediatamente, ao se levantar. É uma lição clássica da alteração de comportamento, e funciona.

Um de meus pacientes queria melhorar seu sono, mas estava realmente lutando contra a ideia de acordar sempre no mesmo horário diariamente. Ele queria dormir até mais tarde. Era gostoso fazer isso. Ele acreditava que seu corpo precisava daquele tempo de recuperação. Mas isso estava confundido seu ritmo circadiano e desregulando seus propulsores de sono. Assim, ele elaborou um novo plano. Acordava com o despertador, depois ia caminhando até a padaria perto de sua casa para pedir sua bebida favorita: cappuccino seco. E isso acabou se tornando um momento adorável e calmo para ele, longe da casa com suas miríades de responsabilidades, longe das demandas dos filhos e da família. Lia o jornal, algo que nunca encontrava tempo para fazer. Esse tempo extra por ele criado, visto que mantinha a consistência em acordar sempre no mesmo horário, parecia um presente.

Outra paciente minha decidiu fazer caminhadas na praia perto de sua casa. O que se tornou um ritual matutino, algo que ela passou a esperar ansiosamente assim que abria os olhos com o alarme, deixando-a feliz ao acordar. Outras pessoas usaram táticas diferentes: preparar um café da manhã com alimentos quentes, quando em geral apenas comiam rapidamente um pouco de cereal. Fazer café e jogar sudoku, tomar um banho longo e energizante, simplesmente ir até a sacada e desfrutar o nascer do sol.

E, por fim, visualize aquela bexiga do sono. Tenha em mente a analogia da bexiga. No minuto em que acorda, aquela "pressão de sono" começa, lentamente, a crescer. Se tiver a quantidade necessária de sono, ela estará plana quando você acordar, independentemente do horário, seja às 6h ou ao meio-dia. A partir desse momento, a bexiga vai se inflando de maneira gradual. Para uma experiência de sono mais fácil, natural e sem esforços, comece a inflar a bexiga por volta do mesmo horário, todos os dias.

Menos caos, mais calma

Esse novo nível de estrutura matinal pode ser muito útil para as pessoas. Quando temos um pouco mais de previsibilidade, outras coisas também começam a se tornar mais previsíveis. Quando a vida parece caótica, fornecer marcadores claros a respeito de quando certas atividades (como o sono) começam e terminam pode permitir que seu cérebro, de forma subconsciente, monitore e compartimentalize as coisas um pouco melhor. Ao manter um horário estável de despertar, você remove um pouco da incerteza e da aleatoriedade das manhãs.

E, à medida que continua fazendo isso, talvez perceba que seus dias ficarão menos rígidos e frenéticos. Conseguirá encontrar mais tempo na sua agenda lotada para o que gosta de fazer: um efeito dominó benéfico por ter estabilizado seus propulsores de sono.

Nossa vida pode parecer estar em jet lag constante se nossos dois propulsores de sono estiverem desalinhados. Acredito que você não vai querer passar meses ou semanas de sua vida em jet lag, com confusão cognitiva, um metabolismo menos eficiente, dificuldades para lidar com o estresse e muito mais. Mas isso ainda nos mostra *exatamente* como tratar esse problema, e nos lembra do quanto somos adaptáveis. Quanto tempo geralmente leva para você se ajustar ao jet lag? Um dia? Dois? Uma semana? Você consegue fazer isso no mesmo período de tempo.

PRÁTICA DE HOJE

ESCOLHA SEU HORÁRIO E ATENHA-SE A ELE

Nós não *fazemos* o sono acontecer, ele vem até nós. Assim, não podemos escolher um horário para termos sono. É essencial que não coloquemos esse tipo de pressão em nossos ombros à noite ao tentarmos melhorar nosso sono. Mas podemos influenciar, de forma poderosa, o horário em que vamos dormir por meio de quando acordamos. E isso está absolutamente sob nosso controle. Então, começando hoje mesmo, vamos estabilizar e regular nosso ritmo circadiano e o propulsor homeostático do sono.

Sua missão para hoje

1. ***Escolha seu horário!*** Escolha um horário para acordar que você possa manter com consistência todos os dias da semana, incluindo o fim de semana (ou quando forem seus dias de folga). É importante escolher um horário que se adeque à sua vida, e, se possível, à sua preferência pré-programada. Como cada um de nós tem uma necessidade determinada de sono a cada noite (em geral, pelo menos 7 horas para os adultos), uma vez estabelecido esse horário para acordar, logo começará a perceber que estará sonolento por volta do mesmo horário todas as noites.
2. ***Programe seu despertador!*** Configure seu despertador ou celular para o horário escolhido: para todos os dias desta semana. Algumas pessoas não querem usar despertador, preferem acordar naturalmente. Isso é ótimo, caso você tenha o hábito de acordar sempre em determinado horário e não precise se ajustar. Porém,

caso seu corpo esteja desregulado, você não conseguirá fazer isso. Permita-se ser auxiliado pela tecnologia. Se você mantiver firme seu plano por tempo suficiente, talvez não precise mais dele.

3. ***Exponha-se à luz!*** Assim que acordar, levante-se e abra as cortinas. Se for viável (e não estiver frio demais!), vá lá fora. Se estiver procurando alterar o horário de despertar, a exposição à luz é um zeitgeber poderoso que pode ativar seu sistema.
4. ***Recompense-se por acordar.*** Faça uma bela xícara de café. Leia um livro. Faça uma caminhada. Escute música. Tome um banho demorado. Escolha algo para fazer que o deixe na expectativa, algo que talvez nem sempre consiga fazer em uma típica manhã corrida. Ensine seu cérebro e corpo que acordar cedo diariamente é mais recompensador do que dormir até tarde. Eles internalizarão essa mensagem.
5. ***E, por fim...*** Reserve um momento para escrever em seu diário do sono. Isso levará menos de um minuto nesta manhã, e precisaremos desses dados posteriormente na semana.

Solução de problemas

Estratégias para quando se deparar com desafios

- ***Se não conseguir largar a "soneca" do despertador...*** Deixe seu despertador do outro lado do quarto. Force-se a levantar de modo a desligá-lo! As chances de voltar para a cama serão menores. Em longo prazo, considere investir em um despertador que aumenta gradualmente a luz no quarto. Muitos de meus pacientes acham que é uma maneira delicada, mas eficaz, de acordar.
- ***Sua recompensa deve ser realmente recompensadora!*** Algumas pessoas tentam se "recompensar" com algo como uma aula de

ginástica, acreditando que *deveriam* curtir isso ou que será benéfico em longo prazo. E estão certas, seria benéfico em longo prazo! Mas também acabam dormindo até mais tarde se a aula de ginástica for algo que elas estão evitando. Talvez seja melhor deixar a ginástica para outro momento. Escolha algo que seja realmente uma recompensa para você. Não tente maximizar ou tirar proveito desse tempo: sua tarefa é dar a si mesmo um verdadeiro agrado nesta manhã, e em todas as manhãs que alcançar seu objetivo.

DIA 2

TIRE O PÉ DO ACELERADOR

QUANTAS VEZES VOCÊ SE SENTIU ESTRESSADO HOJE?

Se sua resposta for *zero*, você tem sorte. Isso é raro! Talvez seja um mestre zen. Porém, mais provavelmente, você é como a maioria de nós no planeta Terra, com dias repletos de altos e baixos que começam logo ao abrir os olhos e o cérebro começa a zunir. Sei que nos dias corridos, assim que saio da cama, já vou conferindo tudo que tenho que fazer: levar as crianças para a escola, realizar todas as tarefas necessárias antes de ir ao laboratório e todas as tarefas necessárias quando *chegar* ao laboratório.

Um dia corrido pode ser como um campo minado, com inúmeros e pequenos gatilhos que podem fazer sua pressão arterial subir e disparar uma explosão de estresse. Sendo assim, quanto disso tudo afetará você hoje à noite, quando por fim se deitar, fechar os olhos e esperar que o sono o leve para longe?

Entendendo o vínculo entre sono e estresse

O sono e o estresse estão profundamente interconectados. É nessa intersecção entre *sono* e *estresse*, na verdade, onde faço o trabalho pelo qual sou mais apaixonado. A resposta do corpo ao estresse e como lida com ele podem impactar seu sono. Porém, de forma ainda mais poderosa, é seu sono que determina se você lidará bem ou não com o estresse. É um relacionamento cíclico. Portanto, vamos nos aprofundar no relacionamento entre o sono e o estresse para que possa entender como sair de um ciclo que talvez esteja sabotando seu sono.

Você conhece a resposta de seu próprio corpo ao estresse. Considere quantas vezes por dia sente aquele pico quando seu sistema reage a um estímulo estressante. Pode parecer que sua resposta ao estresse está sendo acionada repetidas vezes ao longo do dia ao menor gatilho. Você sabe como é: aquele surto de preocupação e ansiedade, aquele pensamento intrusivo que aparece em seu cérebro sem qualquer aviso, sua tensão aumentando à medida que os hormônios do estresse se espalham por sua corrente sanguínea. Será que cada dose desse coquetel de estresse está tirando mais uma hora de seu sono à noite? Talvez, mas você pode se surpreender ao descobrir que, mesmo tendo dias carregadíssimos, o estresse em si pode nem sempre ser o problema.

Nossos sistemas são incrivelmente bons em processar o estresse e as experiências estressantes que temos durante o dia podem permanecer conosco na hora de dormir menos do que você imagina. Os estudos que conduzimos em nosso laboratório do sono (em conjunto com muitos outros feitos em outros lugares) revelaram que nossa experiência de estresse durante o dia *nem* sempre é um ótimo indicador do sono.[1] De fato, pode-se ter um dia altamente estressante, seguido por uma ótima noite de sono.

Há duas exceções. A primeira, se o evento estressante acontecer perto da hora de dormir, por exemplo, se você discutiu com seu(sua) parceiro(a) ou recebeu más notícias bem quando está relaxando. Decerto isso impactará sua habilidade de encerrar as atividades cerebrais para dormir. A segunda, se o fator estressante for severo, ou seja, se você foi demitido ou se envolveu em um acidente de trânsito logo cedo. Bem, isso provavelmente o afetará à noite! Mas isso não reflete um dia típico. No geral, sua mente e seu corpo podem lidar muito bem com o estresse cotidiano, mesmo quando parece intenso. Por exemplo, o estresse do tipo *pico e retomada* (em que seu corpo lança uma reação ao estresse, mas depois volta ao padrão psicológico em seguida) é algo para o qual seu sistema foi criado, e pode até ser saudável para as células. Ele ativa um processo de limpeza pelo qual o corpo se desfaz de células velhas, danificadas ou senescentes (mortas).

A questão aqui não é que o estresse nunca será um problema para dormir, certos tipos de estresse podem se tornar uma dificuldade; falarei disso em breve. Meu intuito aqui é que você entenda, logo no início, quando se trata desse estresse típico de sua vida – os altos e baixos de seu trabalho, da parentalidade, de lidar com a logística das finanças, da família e muito mais – você é realmente bastante resiliente. Um dos grandes empecilhos que vejo atrapalhar as pessoas à noite é a *preocupação* de que não conseguirão dormir bem ou a crença de que já estão condenadas a uma noite ruim de sono. Então, antes mesmo de nos aprofundarmos nas coisas que você pode fazer quanto ao estresse para se preparar para o sucesso, quero eliminar qualquer noção que você possa ter de que *estresse = insônia*. Não fique preso no loop de pensamento: "fiquei tão estressado hoje que de jeito nenhum conseguirei dormir." Isso não é verdade! Sendo assim, receba o conforto e a confiança desta área científica: o estresse de hoje não o impedirá de ter um ótimo sono.

Dados de estudos de pesquisa que captaram o estresse diário e o sono noturno dos participantes ao longo de diversos dias indicam, na verdade, que o impacto do duo estresse-sono é mais forte na *outra* direção: dormir mal ou dormir pouco deixa você mais vulnerável ao estresse.[2]

Fizemos um estudo do estresse e do sono com mães que estavam na fase de cuidar de filhos pequenos – talvez você tenha vivenciado intimamente o fato de que cuidar de crianças pequenas é um cenário repleto de potenciais estressores. Tínhamos dois grupos de estudo: um deles era um grupo de mães que se classificou como tendo muito estresse normalmente, o outro grupo relatou pouco estresse ao iniciar o estudo. Assim, um grupo era de "estresse alto" e o outro de "estresse baixo". Queríamos investigar como o sono impactava a experiência do estresse e como o estresse durante o dia afetava a noite das participantes, captando o ciclo sono-estresse.

As participantes mantiveram um "diário do estresse" detalhado, em que registravam quando e por que sentiam estresse durante o dia, e ainda que evento o havia ativado. Simultaneamente, monitoramos seu sono usando dispositivos vestíveis de pesquisa. Não ficamos surpresos ao descobrir que aquelas que dormiam menos do que de costume tinham mais estresse no dia seguinte. Isso se alinhava com outros estudos feitos em nosso próprio laboratório bem como com pesquisas de outros autores que demonstram que, quando as pessoas não dormem o suficiente, elas sentem que seus dias são mais estressantes.[3]

Faz sentido: quando seu sono recebe pouca atenção, o impacto cognitivo em você é tangível e imediato. Fica mais difícil regular suas emoções, controlar os impulsos e até mesmo prestar atenção e manter informações na memória de trabalho. Tudo isso fará que seu dia seja mais estressante do que seria de outro modo. Todos já passamos pela experiência de nos sentirmos extenuados, sem foco e reativos depois de uma noite ruim de sono. Não é o fim do mundo, noites assim acontecem! Mas se você fica privado do sono habitualmente, mesmo que seja só um pouco, isso terá um impacto na maneira como você vivencia sua vida.

Vejamos o que foi realmente interessante no estudo com aquelas mães com privação de sono. Pedimos que as participantes escrevessem o que *exatamente* era estressante para elas. Depois, pegamos seus diários e os entregamos a especialistas em codificação, que agruparam os "gatilhos de estresse" em categorias, determinando da melhor forma possível o quão ruins eles eram, realmente, em termos de níveis de estresse. Eram estressores significativos? Ou transtornos menores? Em seguida, eles cruzaram as referências das reações das participantes com os registros de sono. É isto o que descobriram: *todas* se sentiram mais estressadas com eventos empiricamente estressantes, independentemente de terem ou não uma boa noite de sono. Se algo estressante ocorria, então elas se sentiam, veja bem, estressadas. O que o sono ruim pareceu fazer foi aumentar a resposta de estresse das pessoas aos estressores *baixos e moderados*, ou até a eventos que normalmente não as estressariam. O sono ruim diminuiu o limiar de definição para o que era ou não estressante.

Falta sono, sobra estresse

A falta de sono muda a forma como você percebe as coisas. Muda sua experiência de vida. O quanto exatamente isso muda ainda é um campo de estudo em desenvolvimento e é algo que passei muito tempo pesquisando no laboratório, mas uma coisa que sabemos é: com a privação de sono, as pessoas percebem os eventos como sendo mais estressantes do que se tivessem dormido o suficiente. Sua ótica em relação ao mundo é diferente.

Em períodos de menos sono, ficamos mais propensos a entrar em conflitos, incluindo com aqueles que mais amamos. Em um estudo, a Dra. Amie Gordon, da Universidade de Michigan, descobriu que quando os participantes dormiam pior do que de costume, eles relatavam mais conflitos com os(as) parceiros(as) no dia seguinte.[4] Algo que, embora não seja surpreendente, torna-se ainda mais interessante: em um segundo estudo, os pesquisadores levaram casais ao laboratório para participar de uma tarefa que se concentrava em um conflito de seu relacionamento. Algum tema polêmico, como quem lava a louça e faz as compras, como equilibrar o tempo de cada um, política etc. Cada casal trabalhava para resolver a questão e, em seguida, respondia aos questionários sobre como cada um se sentia, como achava que o outro estava se sentindo e se considerava ter resolvido com sucesso o conflito. Estes são os resultados: primeiro, os cônjuges que haviam dormido mal na noite anterior sentiram emoções mais negativas durante o conflito. Segundo, quanto pior o sono dos cônjuges, pior foram no julgamento das emoções do(a) parceiro(a) durante o conflito — mostraram menos precisão empática, que é a incapacidade de se colocar no lugar do outro. E, por fim, e talvez o mais preocupante quando se trata de manter um relacionamento cordial, quando um dos cônjuges relatou ter dormido mal, as chances de resolução de conflito diminuíram significativamente. E a lição disso tudo? É que seu sono tem um impacto gigantesco em seus relacionamentos com as pessoas mais próximas.

A perda de sono também pode pregar uma peça em nossos comportamentos de saúde, incluindo as escolhas alimentares, levando-nos a adotar alguns que talvez não sejam bons para nosso sono (ou saúde) mais tarde. Em um dos meus estudos favoritos sobre o sono, o estresse e os tipos de escolhas que as pessoas fazem, os pesquisadores criaram um supermercado de mentirinha, repleto de produtos, e enviaram as pessoas para fazer compras lá. Elas receberam dinheiro para gastar e a liberdade de escolher o que quisessem. Depois, privaram-nas de sono. E isso fez com que escolhessem alimentos diferentes do que quando estavam descansadas: encheram o carrinho com produtos caloricamente mais densos. Por quê? Algo diferente estava acontecendo no cérebro quando estavam com falta de sono. Os pesquisadores teorizaram que a privação de sono pode ter aumentado o que chamam de "impulso hedônico", ou que ela até provocou sentimentos de fome. Em outros estudos feitos em laboratório, meu colega Dr. Matt Walker, que trabalha na Universidade da Califórnia, Berkeley, do outro lado da baía, privou os participantes de sono e depois os colocou em uma máquina de ressonância magnética funcional (fMRI). Esse tipo de equipamento pode monitorar o fluxo de sangue oxigenado que se movimenta pelo cérebro, com isso, é possível ver quais áreas cerebrais têm mais atividade em resposta a certos estímulos. Assim, com o ímã do fMRI zumbindo, monitorando a atividade cerebral, os pesquisadores mostravam às pessoas imagens de diferentes alimentos e observavam o que aconteceria. O que viram foi que os centros de recompensa dos cérebros privados de sono ficavam mais "acesos" em resposta aos alimentos com alto nível de açúcar e gordura do que quando estavam bem descansados.[5]

O que acreditamos estar acontecendo é que, com a privação de sono, nossa capacidade de *resistir* a esses tipos de impulsos e anseios que surgem daquelas áreas acesas no cérebro, diminui.

Nossos centros de recompensa não estão apenas com "sobrecarga", mas nossa capacidade de ir com calma e pisar nos freios diminui — os "freios" nesse cenário são seu sistema de controle executivo, ou aquele "anjo em seu ombro" que o guia para fazer escolhas melhores, mais inteligentes e estratégicas em qualquer situação. O controle executivo garante que seus *objetivos* e *ações* estejam alinhados. E o que vemos com a privação de sono nos estudos em laboratório é que, para os participantes, o controle executivo basicamente "se desliga". Com pouco sono, só pisamos no acelerador, nada de freios.

A falta do pedal de freio justifica por que pensamos que as pessoas privadas de sono são mais sensíveis ao estresse e têm mais dificuldade para regular suas emoções, o que se traduz em consequências no mundo real. Vimos, por exemplo, que policiais com distúrbios de sono são mais propensos a sentir raiva descontrolada contra um suspeito.[6] Juízes sonolentos dão sentenças mais longas de prisão.[7] E nas organizações com hierarquia, os supervisores privados de sono são muito mais propensos a se comportar mal com seus subordinados.[8] Em geral, vemos que as pessoas com privação de sono se voltam para dentro de si mesmas, focadas em suas próprias necessidades, em oposição às necessidades do grupo maior ou da comunidade. Resumindo: quando não dormimos o suficiente, não somos a nossa melhor versão.

Para piorar, quando sentimos que nossa vida está estressante e difícil (o que acontece quando dormimos pouco), tomamos certas decisões para lidar com esse estresse que acabam nos sabotando mais para a frente. Tomamos café à noite. Mais um drinque. Acalmamos nosso estresse consumindo determinados alimentos e substâncias. Sob estresse, fazemos as mesmas escolhas alimentares que fazemos quando estamos com perda de sono: ansiamos alimentos gordurosos e doces. E não é à toa.

Há um motivo biológico para o nosso corpo desejar consumir tais produtos quando nossa resposta ao estresse está agitada: *porque isso atenua a resposta de cortisol.* Quando você tem uma resposta alta de cortisol em andamento, seu corpo prefere esse tipo de substâncias com altos níveis de gordura e açúcar, pois elas agem como uma espécie de "remédio" para o estresse.[9] Mas não são boas para nosso corpo e, em geral, nada boas para nosso sono.

Os pesquisadores do sono sabem há algum tempo que há uma ligação entre menos sono e o consumo de uma quantidade maior de determinados alimentos, como carboidratos processados e açúcar. Enquanto isso, as pessoas que comiam mais vegetais e fibras pareciam dormir melhor. Mas seria isso correlação ou causação? A pesquisadora Dra. Marie-Pierre St-Onge, da Universidade Columbia, vem trabalhando para desenrolar esse novelo. Juntamente com seus colegas, ela fez um estudo[10] em que controlou estritamente as condições alimentares e de sono: os pesquisadores monitoraram o sono dos participantes (em vez de eles mesmos fazerem um autorrelato) e um nutricionista preparou as refeições. Os resultados ecoaram descobertas prévias: uma dieta mais rica em vegetais, saladas e gorduras saudáveis estava de fato associada com um sono melhor. Mas nesse caso, eles descobriram o motivo: quando as pessoas se desviavam de sua dieta rica em fibras, frutas e vegetais e passavam a comer gorduras saturadas e carboidratos simples, elas sentiam uma *redução no sono de ondas lentas.* Acredita-se que o sono de ondas lentas seja a fase do ciclo de sono em que você tem aquele sono mais profundo e restaurador.

Amantes dos carboidratos prestem atenção: eles são um caso interessante. Estudos revelaram que, embora a maioria dos carboidratos realmente o ajudem a dormir mais rápido, apenas certos tipos farão com que você *continue* dormindo.

Carboidratos simples e com açúcar (como pizza, pão branco e macarrão) podem fazer com que você acorde mais durante a noite. Em contraste, os carboidratos complexos (novamente, esses são os alimentos com mais fibra, como batata-doce, aveia e grãos integrais) podem estabilizar seus padrões de sono possivelmente, teoriza a Dra. St-Onge, porque eles também estabilizam o nível de açúcar em seu sangue.[11]

A lição aqui: os alimentos pelos quais seu cérebro e corpo imploram quando está estressado, e os quais você fica mais propenso a consumir nesses momentos, podem de fato estar dificultando que você permaneça dormindo e que durma bem.

Para fechar: as pessoas privadas de sono, mesmo que só um pouco, percebem o mundo como sendo mais estressante. Sob estresse, elas fazem escolhas que talvez não fariam de outro modo e que podem não ser propícias para a próxima noite de sono, tais como seleção de alimentos, não se exercitar por conta da pressão da agenda e assim por diante. Elas têm uma resposta biológica ao estresse que de outra forma não teriam. Podem até "selecionar" experiências mais estressantes. E há um custo biológico nisso tudo. Quando o estresse, como o conhecemos, é constante, ele envelhece você no nível celular. Ele desgasta seus telômeros, as capas protetoras na ponta dos cromossomos que desempenham um papel significativo na determinação do envelhecimento celular de seu corpo.[12] E sabe o quê? Um sono insuficiente faz isso também.[13]

Pode ser frustrante ouvir isso caso tenha insônia ou dificuldade para dormir o suficiente. *Eu sei que o sono é importante*, talvez você esteja gritando aí, *é por isso que estou lendo este livro!* Mas há dois motivos importantes pelos quais estou abordando essa questão aqui.

Oferece uma maneira de intervir

Como já mencionei, o sono e o estresse são cíclicos. Um sono breve e mais interrompido leva a um estresse maior. As escolhas que fazemos sob alto estresse podem levar a um sono ruim. Um perpetua o outro. Mas quando vemos exatamente como a seta aponta para ambas as direções, e *quais* escolhas que fazemos sob estresse mais nos afetam, podemos intervir nesse ciclo e começar a neutralizá-lo.

É realmente uma boa notícia: temos duas oportunidades de intervenção. Se pudermos melhorar um pouco o sono, conseguiremos diminuir o nível geral de estresse. E se pudermos regular a resposta de estresse, ou no mínimo estar cientes sobre algumas das coisas que estamos fazendo em *resposta* ao estresse, conseguiremos ver alguns benefícios no sono. Haverá repercussões em ambas as direções.

Quando trabalho com pessoas em nossa clínica do sono, tenho muito sucesso com essa abordagem: mexa no ponteiro um pouco em cada direção. E assim como o ciclo sono-estresse pode ser exponencialmente prejudicial, ainda pode ser exponencialmente *benéfico* quando você o utiliza em sua vantagem. Quanto menos estressado estiver, mais conseguirá fazer escolhas durante o dia que não debilitem o sono. Quanto mais dormir, maior será a capacidade em fazer tais escolhas. Ao começar essa dinâmica, o impulso pode ser gigantesco, como uma pedra rolando colina abaixo, ganhando velocidade.

Talvez você precise mudar sua vida

Muitas pessoas com insônia que vêm à minha clínica descobrem que há alguma coisa em seu estilo de vida que é incompatível com o bom sono.

Esse é um desafio mais difícil de superar, ainda mais quando você está preso a um determinado trabalho, por exemplo, ou quando as pressões que o afetam estão completamente fora de seu controle: a economia ou algum ser querido doente. Não vou fingir que é possível remover todos os obstáculos. Mas vale a pena considerar que vivemos em uma sociedade na qual glamorizamos dormir pouco e trabalhar muito, e esse é um fator gigantesco para muitas pessoas que atendo. Elevamos a produtividade e desvalorizamos o descanso. O que é irônico, porque o *descanso* é o que mais precisamos para ser produtivos, criativos, eficientes e inovadores.

Em todas as áreas, as pessoas estão tendo um sono insuficiente. Para ser franco, é uma epidemia. E nossos desafios com o sono não existem em um vácuo, fora desse contexto. O que vejo na clínica é que às vezes nós diagnosticamos mal a causa. Acreditamos que temos um problema de sono quando, na realidade, temos um problema de vida.

Um problema de vida?

Seu sono é sua fonte de resiliência. É o que lhe fornece a armadura necessária para se proteger das pedras e flechas que a vida lança em você. Assim, se há alguma coisa em sua vida que está causando um estresse suficiente para acabar cronicamente com sua capacidade de obter o sono necessário, precisamos resolver isso. Na clínica do sono, acabo tendo conversas como essa o tempo todo. Quando as pessoas nos procuram, elas trazem extensos questionários respondidos e diários detalhados falando de seus dias e noites. Quando analisamos tudo isso e começamos a trabalhar com essas pessoas para melhorar seu sono, descobrimos com frequência que não há uma base médica ou biológica para a falta de sono. Na realidade, há nós em algum lugar de seu estilo de vida, que são difíceis de encontrar no início, mas que precisam ser desfeitos.

No início deste capítulo, disse a você que seu cérebro e corpo foram construídos para lidar com o estresse normal do dia a dia e deparar-se com desafios; e é verdade. Todos passamos por isso: seu impulso homeostático do sono e os ritmos circadianos são poderosos. Você possui essas ferramentas inatas que trabalham a seu favor e com as quais nem precisa se preocupar — pessoalmente, acho reconfortante saber disso e poder confiar nelas. Mas sob altos níveis de estresse, todos ficamos suscetíveis à disrupções no sono, e os processos naturais do sono começam a ter dificuldade em reequilibrar as coisas em prol da terra dos sonhos. Nesses casos, *precisamos* intervir.

Há dois problemas principais que podem estar atuando para que os níveis mais altos de estresse atrapalhem o sono: *cortisol* e o *sistema nervoso simpático.*

O estresse que você sente afeta a liberação de cortisol em sua corrente sanguínea. O cortisol é um hormônio metabólico: ele garante que haja glicose adequada para suas células utilizarem. Basicamente, ele ajuda a regular a energia.

Há um fluxo e refluxo de cortisol em seu corpo o tempo todo, e ele tem seu próprio ritmo circadiano, apesar do estresse — é uma parte normal e saudável dos processos de seu corpo. A flutuação normal de cortisol influencia a disponibilidade de glicose quando seu cérebro ou músculos precisam dela.

Em outras palavras, a demanda por energia ativa a liberação de cortisol. E o *estresse* é um desses gatilhos de ativação. Seu corpo quer disponibilizar mais energia, e *rápido* (pense na resposta "luta ou fuga" e como isso ajudaria na sua sobrevivência: um tigre o está encarando e você precisa correr!), então ele lhe dá uma "dose" de cortisol. Agora, como já mencionei, os estressores diários típicos (trânsito, uma interação negativa, uma situação de grande pressão no trabalho) provavelmente não afetarão seu sono. Seu corpo começará a metabolizar de maneira gradual o cortisol depois que o evento passar e é isso. A exceção é se você estiver passando por ativações frequentes de estresse, com um cortisol consistentemente elevado. Isso se torna um problema para o sono.

O cortisol também faz parte de sua resposta ao *despertar*. Há um pico de cortisol que acontece assim que acorda — é a forma de seu corpo lhe dar um empurrãozinho para você ficar consciente e sair da cama para começar o dia. Tem-se um pico de cortisol no início da manhã, que é uma pequena explosão de energia para você começar a se movimentar — na maioria das vezes, ele diminui ao longo do dia. Mas no início da noite, seu corpo deve estar em um estado com baixo nível de cortisol, para que você possa se preparar para pegar no sono nas duas horas seguintes. Para aqueles que estão sob estresse crônico, vemos que seus níveis de cortisol não diminuem da mesma forma. Eles permanecem altos.

Para muitos, mesmo com um nível elevado de cortisol, é possível dormir, o impulso homeostático do sono e o ritmo circadiano são pressões poderosas e podem superar muita coisa. Mas é possível que o cortisol elevado ao longo do dia e no início da noite possa impactar o surgimento do sono e estar associado com um sono pior. Sabemos que as pessoas que recebem altas doses de esteroides (como prednisona) geralmente têm insônia. O cortisol é, na verdade, um esteroide natural.

O cortisol constantemente elevado é um exemplo do que podemos chamar de "fisiologia do estresse desregulada". O outro exemplo disso é um *sistema nervoso simpático* superativo. Em um sistema saudável e equilibrado, há uma alternância adequada que acontece entre o sistema nervoso simpático (lutar, fugir, congelar) e o sistema nervoso parassimpático (descansar e digerir). Para poder dormir, precisamos que o parassimpático assuma. Mas para aqueles cujo sistema de estresse está desregulado, seu sistema superestimulado permanece "ligado" em resposta, dificultando se desapegar e relaxar. A pressão sanguínea está mais alta. A variabilidade da frequência cardíaca (VFC), que se correlaciona com o sono de ondas lentas, está baixa.

Se estamos carregando muito estresse, é difícil desengajar o sistema simpático e potencializar o parassimpático na hora de dormir — estamos simplesmente *ligados*, nos sentimos conectados, e não cansados. E não é necessário que haja um estressor catastrófico para tanto: apenas o simples estresse de trabalhar até pouco antes de dormir pode causar isso. A energia necessária (tanto em termos de produção de cortisol quanto de engajamento do sistema nervoso parassimpático) simplesmente não é compatível com o sono.

Assim, voltando à minha pergunta: o que em sua vida está atrapalhando um bom sono? O que está lhe causando estresse? E o que você pode fazer a respeito disso?

Eu tive uma paciente que veio à clínica reclamando de insônia. Ela não conseguia dormir à noite e lutava para acordar de manhã a tempo de ir trabalhar. Ela trabalhava na área de finanças, importava-se profundamente em fazer bem seu trabalho e estava preocupada que sua falta de sono impactasse em seu desempenho.

A primeira coisa que fizemos (como de costume) foi eliminar a possibilidade de condições médicas serem a causa raiz da insônia, mas ela não tinha nenhum fator de complicação. Era jovem e saudável. Mas quando completou o diário do sono que lhe pedi, revelou-se que seu sono era realmente ruim. Por um lado, ela não estava dormindo o suficiente. E o sono era extremamente desestruturado. Ela dormia até o despertador tocar (às 6h45) na maioria dos dias, mas trabalhava muito, ficava acordada até tarde e então lutava para pegar no sono quando estava na cama, preocupada com o fato de precisar dormir rápido para descansar o suficiente. Quando era possível, ela ia dormir bem cedo para "compensar" o sono perdido. O mesmo se dava nos fins de semana, quando ela dormia até tarde.

O problema com isso é o seguinte: seu sono era imprevisível. Seu corpo não sabia *quando* dormir, tampouco ela estava dando a si mesmo nenhum momento real para desacelerar no fim do dia. Quando sua agenda de sono — e sua agenda do *dia* —, não é estruturada, seu corpo não sabe o que acontecerá. Ele não obtém os sinais necessários para desligar o sistema de estresse e ligar a melatonina. Confuso sobre o que deveria estar fazendo em um determinado momento, seu sistema não desacelera e se prepara para dormir, ele apenas continua com as doses de cortisol, que produzem energia, mantendo você energizado para o dia de trabalho que acredita ainda estar acontecendo.

"Você não tem um problema noturno", eu disse a ela. "Seu problema é diurno."

A *insônia* é algo interessante. Não há um exame de sangue que eu possa fazer para ver se você a tem ou não. A principal forma de diagnóstico é o autorrelato: se as pessoas dizem que não estão dormindo bem regularmente (problemas para pegar no sono ou permanecer dormindo, pelo menos três noites por semana nos últimos três meses) e se sentem terríveis apesar de terem a oportunidade para dormir, e quando isso não pode ser explicado pelo uso de substâncias ou por outra condição médica ou psiquiátrica, então aí está seu diagnóstico. Sendo assim, de forma semelhante, a cura muitas vezes é vaga, mas surpreendentemente fácil de descobrir. Quando as pessoas começam a se sentir melhor e param de se preocupar com o sono, então estão em remissão. Às vezes isso significa que estão dormindo melhor, por mais tempo ou mais profundamente. Em outras, significa que seu sono apenas se tornou mais previsível e menos trabalhoso, com menos ansiedade em torno dele. E para muitíssimas pessoas que vêm à clínica buscando ajuda para a insônia, seu problema real é um dia mal administrado: seus dias estão com estresse e atividades em demasia. Seus dias são imprevisíveis porque estão ocupadas. Pulam refeições um dia, ficam até tarde em outro. Sem esses sinais (*zeitgebers*, como vimos no dia 1), sua mente e corpo ficam completamente perdidos na hora de dormir. Elas estão tratando o sono como algo secundário, o que é irônico, visto que a maioria dos pacientes com insônia me diz que passa tempo demais pensando no sono (ou a falta dele).

Com essa paciente em particular, começamos com um horário geral que ela seguiria: havia muita margem, mas ela realmente precisava tentar manter os mesmos horários para acordar, comer, exercitar-se e desligar o computador à noite.

Isso revelou imediatamente que seu trabalho era tão exigente que estava consumindo de forma regular sua capacidade em ir para a cama e proteger suas horas de sono. Era difícil para ela fazer essa mudança, havia prazos a cumprir, com consequências reais caso se atrasasse. Parecia não haver qualquer brecha. Mas algo crucial a entender é que a dívida com o sono faz você ser menos eficiente. Enfraquece sua capacidade de pensamento rápido e criativo. Você tem mais dificuldade para prestar atenção e se concentrar; você fica mais lento e menos eficiente. É contraintuitivo, mas é verdade: às vezes, a melhor forma de realizar algo urgente é *não* fazer isso naquele instante, caso "naquele instante" seja tarde da noite e depois de sua hora de dormir.

Disse à paciente que ela precisava repensar sua vida. "Não posso ajudá-la com isso", informei. "Descubra uma maneira de conseguir mais tempo para dormir, ou aceite que, nesse estilo de vida, você terá pouco tempo de sono e viva com isso da melhor forma possível."

A intervenção para ela, no fim, foi que precisava mudar de emprego. E ela conseguiu! Acabou indo para uma empresa que era menos rígida e mais focada holisticamente no bem-estar e na vitalidade de seus funcionários.

Não se preocupe, você provavelmente não precisará mudar de emprego! Mas se tentar todas as táticas deste livro e ainda estiver com dificuldade para dormir, vale a pena considerar se há algo em sua vida que precisa mudar. Um problema crônico de sono pode ser um canário em uma mina de carvão indicando que algo está errado, que não se trata (apenas) de sua rotina de sono. Se está dormindo pouco regularmente devido a dias muito estressantes e/ou uma vida profissional rígida e exigente, vale a pena repensar. Pois, como essa paciente descobriu, a dívida de sono é cumulativa, ela vai crescendo ao longo da semana à medida que comprometemos o sono noite após noite. E muito embora pareça que deveríamos "compensar" o sono da mesma forma, dormindo mais tempo quando possível, isso infelizmente não funciona. Você não pode compensar o sono: não pode economizá-lo.

Não é minha intenção ser sombrio, se você teve uma noite ruim e não dormiu muito, seu corpo provavelmente compensará no dia seguinte. Você acordará com sua "bexiga de sono" já levemente inflada. Talvez tire um cochilo ou vá dormir cedo. Tudo isso é perfeitamente normal, e não há nada com que se estressar. Estou me referindo aqui a uma privação *crônica* e habitual de sono devido aos seus hábitos, rotina ou exigências no trabalho. Em eventos sociais, é comum eu ouvir as pessoas falando sobre como "compensarão o sono perdido no fim de semana", e eu preciso ficar sentado lá, em silêncio, sabendo que não é assim que funciona, que elas apenas confundirão seu ciclo circadiano e entrarão no mesmo ciclo de irem dormir tarde e ficarem cansadas durante o dia na semana seguinte.

Todavia, antes de você fazer qualquer mudança drástica, tente primeiro algumas estratégias simples. São táticas que qualquer um pode adaptar ao seu dia, não importa o quão ocupado seja.

Resolvendo seu problema diurno

Na liga americana de basquete, a NBA, os atletas (e seus técnicos) sabem que podem apenas jogar um determinado número de minutos por jogo para poderem chegar ao fim da temporada em forma. A isso, denominam *gerenciamento de carga*. Todos nós precisamos pensar sobre o gerenciamento de carga em nossas próprias vidas em termos de como organizamos nossos dias.

A mulher que mencionei há pouco (que acabou trocando de emprego em busca de uma vida mais sustentável) é um exemplo típico de muitas outras que atendo na clínica. Elas estão ocupadas e são pressionadas pelo tempo, levadas ao limite por alguma combinação de trabalho, obrigações familiares ou outras responsabilidades. Sua dívida de sono é enorme. Podem até estar se engajando (de forma consciente ou não) em algo que começamos a chamar de *procrastinação da hora de dormir por vingança*, que é quando as pessoas decidem ficar acordadas até mais tarde do que deveriam num esforço para recuperar um tempinho para si mesmas depois de um dia repleto de obrigações e afazeres. A procrastinação da hora de dormir por vingança é um termo relativamente novo, mas inspirou uma avalanche de artigos e até estudos científicos à medida que pessoas de todos os lugares pareciam se identificar com o problema. Psicólogos e pesquisadores que o estão analisando acreditam que a procrastinação da hora de dormir por vingança acontece quando as pessoas precisam exercer o controle do seu tempo, quando seus dias extremamente cheios fogem ao controle, fazendo uma coisa atrás da outra, e elas reassumem o controle de seu tempo à noite.

Talvez sua dificuldade depois de um dia cheio seja que seu estresse ainda permaneça alto. Talvez seja que, dentro de um ciclo negativo e exponencial de pouco sono que leva à uma experiência mais ampla de estresse, você esteja fazendo escolhas durante o dia que sabotem o sono. Talvez seja porque seu dia parece estar fora de controle, e você está tentando reassumir um pouco do tempo pessoal tarde da noite. Seja o que for, a solução é a mesma: *faça intervalos*. Intervalos de verdade. Podem ser curtos, mas devem ser livres de telas e de telefones, sendo relaxantes, refrescantes ou alegres. Não lhe direi exatamente o que fazer, pois isso varia de pessoa para pessoa. Mas é o que digo aos meus pacientes que vêm à clínica do sono: estas são suas doses. Faça acontecer, e *seja militante a respeito*. Pense nisso como uma medicação que estou pedindo para você tomar: sem desculpas.

Os intervalos podem ser curtos: cinco, dez ou quinze minutos, o tempo que tiver. Mas faça-os. Faça um intervalo para almoçar. Caminhe. Beba um cafezinho ao sol. Coloque um timer e medite. Algumas pessoas odeiam ouvir o conselho para que meditem, parece ser algo dominante hoje em dia, mas há um motivo para o conselho. *Funciona*. Pesquisas mostram que a meditação de consciência plena pode fornecer alguns dos mesmos benefícios restauradores que o sono. Como sabemos disso? O fato é que as pessoas que meditam regularmente (e que fazem isso há um bom tempo) também dormem menos à noite.[14] Vejamos a teoria: elas podem de fato precisar de menos sono, devido ao processo no cérebro durante a meditação que imita certos processos que ocorrem durante o sono. A meditação, para muitos, pode aliviar o estresse, podendo também oferecer uma pequena dose do mesmo tipo de restauração que você obtém dormindo.

Resumindo: você não pode apenas *estar em frenesi* o dia todo. Não podemos ir a toda velocidade o dia inteiro e simplesmente desligar à noite. O corpo não funciona assim, o cérebro não funciona assim. Como você *vive* durante o dia é o que origina esses problemas. É por isso que acabamos com um nível alto de cortisol, um sistema nervoso simpático superativo ou um desejo subconsciente de ficarmos acordados até tarde. Portanto, dê a si mesmo um pouco de restauração. Devagar se vai *muito* ao longe. E tenha em mente que podem ser necessários alguns dias até você observar o impacto: lembre-se de que estamos levando os ponteiros um pouquinho em cada direção. Pense nisso como se estivesse diminuindo seu "termômetro do estresse". Você não permite que ele suba muito durante o dia, assim, na hora de dormir, não será necessário fazê-lo diminuir tanto. Ao baixarmos um pouco a temperatura fica mais fácil dormir bem, dormimos um pouco mais e fica um pouco mais fácil gerenciar nosso dia e manter o termômetro baixo. Pode não acontecer da noite para o dia, mas assim como a natureza cíclica do ciclo sono-estresse pode trabalhar contra você, ela também pode trabalhar em *seu favor*.

PRÁTICA DE HOJE

MICROINTERVALOS QUE ACABAM COM O ESTRESSE

Hoje, adote a visão ampla sobre o dia... e a semana à frente. Veja a semana como um todo. Pense em como pode espaçar suas responsabilidades de modo que nada fique acumulado em apenas um período. E lembre-se de que uma de suas responsabilidades é para consigo mesmo: *criar tempo para dormir e para fazer intervalos.* Isso pode ajudá-lo a se planejar e estabelecer expectativas concretas com relação a prazos e outras tarefas importantes para si e para os outros.

Há um limite para o que você pode realizar. Estabeleça um ritmo para si mesmo, hoje e toda a semana, com a ideia de proteger seu horário de sono e manter o "termômetro do estresse" em um nível administrável. Se não ficar muito enrolado com as atividades hoje, será muito mais fácil se "desenrolar" e desacelerar à noite.

Tenha em mente que, a qualquer momento, haverá demandas infinitas para seu tempo. Olhe à frente de seu dia da melhor forma possível, e comece agora a reduzir as chances de ficar devendo horas de sono. Não há um banco de sono; você não pode economizá-lo. Talvez tenha algum sucesso inventando isso, mas quanto mais sono dever, mais difícil será.

Hoje começamos fazendo uma importante mudança mental com relação à priorização do sono. Temos a concepção de que "o sono não coloca dinheiro na minha conta". Mas ele *coloca.* Ele configura você para ter sucesso. É uma das forças mais invisíveis que fazem isso — é difícil percebê-la.

Acostumamo-nos a ficar cansados, a operar com déficit. Simplesmente não percebemos como poderíamos ser mais eficientes e engajados se nos déssemos uma chance real de obter esse remédio restaurador essencial todas as noites.

E isso significa rechear seu dia com tempo para relaxar.

É difícil desativar à noite o estresse cronicamente ativado. Colocamos pressão demais nas estratégias noturnas para desfazer os perigos do dia. Você precisa reservar tempo durante o dia para encontrar momentos de relaxamento, restauração e alegria. Mesmo os dias mais cheios têm suas oportunidades. Aproveite-as hoje.

As regras

Seu objetivo de hoje: fazer cinco "microintervalos" durante o dia. Podem ser de cinco, dez ou quinze minutos... ou mais, se tiver disponibilidade em sua agenda.

Para se preparar: faça uma lista rápida sobre o que fará em seus intervalos. Minhas sugestões: uma meditação de cinco minutos (baixe um aplicativo como Headspace se quiser orientação). Uma caminhada de dez minutos. Ouvir seu podcast favorito por quinze minutos. Colocar sua playlist favorita e caminhar ao redor de seu quarteirão; ir lá fora e arrancar o mato de seu jardim sob a luz do sol, caso seja algo que você considere relaxante e agradável. A escolha é sua: é seu momento.

Escolha uma destas duas formas de se responsabilizar por seus intervalos:

1. *Use um temporizador.* Programe cinco alarmes em seu celular para disparar nos momentos de sua escolha. Quando o alarme tocar, pare o que estiver fazendo — dentro de sua disponibilidade — e faça uma de suas atividades de intervalo.
2. *"Ancore" seu intervalo com algo básico de sua rotina.* Os cientistas do comportamento sugerem que essa tática é uma maneira rápida e eficaz de acrescentar um elemento novo em sua rotina.

Amarre seu intervalo a algo que você faz rotineiramente. Assim, você pode dizer, sempre que for ao banheiro, farei um intervalo logo em seguida. Ou sempre que responder a um e-mail (isso depende de quantos e-mails você recebe!).

Comprometa-se a fazer isso todos os dias desta semana! Faça isso hoje — mas amanhã e no dia seguinte também. Espero que até o fim desta semana isso esteja incorporado à sua rotina ao ponto de você se beneficiar, sem sofrer escassez de tempo. E, como sempre, tenha em mente que isso vale a pena: seu sono é um investimento em sua produtividade, criatividade e felicidade futuras.

DIA 3

ENERGIZE-SE — MAS FAÇA-O CORRETAMENTE

Como você geralmente se sente no meio da tarde? Um pouco cansado? Você boceja, fica olhando para o relógio, tenta retomar sua concentração? Talvez esteja totalmente envolvido com seu trabalho. Ainda há muito o que fazer. Mas sua energia está muito baixa. Você se pergunta se não foi o horário em que almoçou. Talvez seja porque não dormiu bem na noite passada. Talvez precise de um lanchinho para turbinar o açúcar em seu sangue. Considera tomar outro café.

Esse vale de energia baixa que geralmente sentimos no meio da tarde é perfeitamente natural. É outra parte pré-programada de seu ritmo circadiano. Falamos extensamente sobre isso no capítulo anterior. Então você sabe que seu relógio interno libera cortisol de manhã para colocá-lo de pé e depois o inunda com uma "saideira" de melatonina à noite para fazê-lo relaxar. Porém, esse relógio interno está fazendo tique-taque para *todas* as 24 horas do dia (e noite). Ele sempre está tramando algo.

Embora todo mundo seja algo diferente, é claro, a maioria segue este padrão básico: após acordar, seu nível de prontidão começa a aumentar, alcançando o pico cerca de duas horas depois. No início da tarde (para a maioria ao redor das 13 horas), seu ciclo circadiano começa a cair. Os níveis de prontidão e energia diminuem, alcançando um ponto baixo ao redor das 15 horas. Por fim, eles voltam a subir, chegando a um pico secundário no início da noite — o horário médio é por volta das 18 horas — antes de declinar de novo.

Agora, você conhece seus próprios ritmos e pode ajustar esses horários médios para refletirem de forma mais precisa seu próprio ritmo circadiano. Caso seja uma pessoa matinal, seus horários serão mais cedo. Caso seja uma corujinha noturna, serão mais tarde. Mas saiba o seguinte: seu relógio interno está programado para ter esses declínios. Assim, até certo ponto, aquela calmaria e desaceleração vespertinas que você sente são apenas uma tendência humana incorporada e apenas parte do ciclo biológico de seu dia.

Contudo, caso esteja tendo dificuldade para dormir à noite, a letargia vespertina pode também ocorrer quando as ramificações de um sono breve ou ruim estão lhe afetando. Lembra-se daquela bexiga de pressão do sono que começa a se inflar assim que você abre os olhos de manhã? Bem, caso tenha o sono interrompido ou acorde cedo demais, a bexiga pode estar bem cheia no meio da tarde. Quando ficamos sobrecarregados com sonolência no meio do dia, ou letárgicos e com pouca energia a ponto de afetar nossa capacidade de desfrutar o dia ou de fazer o que é preciso, buscamos diversas estratégias para atravessar esse período de baixa e chegarmos ao fim do dia. Algumas dessas estratégias são ótimas, outras, podem acabar com seu sono muito antes do sol começar a se pôr. Assim, falemos sobre o que você deve ou não fazer para lidar com a letargia vespertina.

A mágica transformadora da... cafeína

Confissão: adoro café. Começo cada dia tomando uma xícara. Quando me sento para focar em algo importante, faço outra. Quando estou sentindo aquela queda de energia e preciso de um "up", lá vem café de novo. Adoro um café artesanal assim como qualquer residente de São

Francisco, como eu, mas fico feliz também com um café em cápsula. Eu só quero que esteja quente e que aquela agradável cafeína chegue à minha corrente sanguínea e suba até meu cérebro o mais rápido possível. Entretanto, sou um cientista do sono. Tenho estudado de perto o impacto da cafeína no cérebro e nos ciclos de sono noturnos. Sei *exatamente* como ela interagirá quimicamente em meu cérebro mais tarde, interferindo em meus processos de sono. E, ainda assim, sirvo-me outra xícara.

Seja você ou não um apreciador de café como eu, o mundo está inundado por cafeína. Ela está no chá e no refrigerante que bebemos. Está misturada nos lanches e doces. Pesquisas descobriram que perto de 85% da população dos EUA consome pelo menos uma bebida cafeinada por dia.[1] No geral, estamos cafeinados. Estamos *acordados*. Talvez até demais.

Isso não é nada novo. Basicamente desde os primórdios da história registrada, é sabido que os humanos têm utilizado a cafeína como estimulante. As histórias sobre a origem da descoberta da cafeína vêm do mundo todo. Da China: reza a lenda que ao redor de 2740 a.C., o imperador, que gostava de ferver a água que tomava para esterilizá-la, não percebeu que o vento havia soprado folhas de uma planta selvagem de chá à sua bebida. Ele a bebeu e se sentiu revigorado. Da Etiópia: um pastor de cabras percebeu que sempre que seu rebanho comia determinada fruta selvagem, os animais se recusavam a dormir e pareciam ligados no 220; ele relatou suas observações aos monges do monastério local, que fizeram um chá com as frutas e descobriram que o preparado os mantinha acordados por longas noites de oração. Onde hoje é o México, os antigos olmecas faziam uma amarga bebida energética com os grãos de cacau, algo que bem mais tarde seria transformado no *chocolate* pelos invasores colonizadores, que o misturaram ao açúcar para ser mais palatável. Milhares de anos depois, no início da década de 1800, um químico alemão chamado Folger von Starbuck (brincadeira, seu nome era Friedlieb Ferninand Runge) isolou a composição química por trás da energia que as pessoas obtinham ao consumir plantas como chá, o café, a noz-de-cola, o mate e mais… um alcaloide que ele chamou de *cafeína* em homenagem à palavra alemã para café.

Hoje, o café é uma das bebidas mais consumidas no planeta. A Organização Internacional do Café relatou que o mundo consumiu 166.346 sacas de 60kg de café entre 2020 e 2021, o que representa algo em torno de *1,4 trilhão de xícaras*[2]: outra seta apontando para nossa cultura de estarmos sempre ligados, sempre despertos e sempre indo em frente. Neste momento, neste exato segundo em que você está lendo estas palavras, as pessoas ao redor do mundo estão bebericando 26 mil xícaras de café. Outro segundo se passa, e mais 26 mil. Outro segundo… e você entendeu meu ponto.

A cafeína é a substância psicoativa mais consumida na Terra — e é 100% natural.

Atualmente, os pesquisadores acreditam que as diversas plantas que evoluíram e passaram a produzir cafeína, um tipo de alcaloide, fizeram-no para fins de sobrevivência: as folhas cafeinadas que caíam da planta no solo ao seu redor deixavam a área menos acolhedora às plantas concorrentes. A cafeína repele certos insetos que podem atacar as plantas, por fim, há uma relação simbiótica entre animais e plantas cafeinadas. As abelhas que polinizam uma planta produtora de cafeína sentem aquela adorável agitação e se lembram disso, retornam e ajudam em sua reprodução novamente. Os humanos que caíram no fascínio da cafeína cultivaram e cuidaram dessas plantas. Realmente, os humanos e as plantas produtoras de cafeína ajudaram um ao outro a prosperar. (Sei que ela me ajuda a prosperar.)

E é verdade, não há nada de ruim para você na cafeína! De fato, ela pode ser saudável. Estudos descobriram que o café contém diversas propriedades antioxidantes e anti-inflamatórias que podem proteger contra doenças. O consumo de café também está associado com um risco menor de problemas como doença cardíaca, Alzheimer e diabete tipo 2.[3] Assim, se você ainda for um entusiasta do café, ou se adora obter sua explosão energizante de cafeína por meio de chá verde ou de uma bela Coca-Cola Diet geladíssima, tenho boas notícias: não vou lhe dizer para parar. O que vou lhe dizer é que tenha um horário limite para seu consumo. O motivo é o seguinte: você pode aplicar perfeitamente todas as outras coisas deste livro, mas se ainda tiver cafeína em seu sistema enquanto estiver tentando pegar no sono, nada disso funcionará.

Quando você toma um gole de sua bebida cafeinada favorita, eis o que acontece. Lembra-se daquela substância em seu cérebro chamada *adenosina*, o neuroquímico que causa a sonolência?

Pois bem, a cafeína na verdade tem uma estrutura química muito semelhante à adenosina. Ela consegue basicamente "enganar" os receptores de adenosina em seu cérebro, bloqueando a captação dessa substância. Assim, ela continuará se acumulando..., mas a cafeína que você consumiu se ligou àqueles receptores de adenosina e cancelou qualquer sensação de sonolência. Isso cria uma ótima maneira de manter um estado de alerta quando for necessário. E as pessoas têm rituais relaxantes com café, chá, mate e outras bebidas que são benéficas de outras maneiras. Mas isso não interrompe o acúmulo da adenosina, o que significa que quando a cafeína começar a desaparecer, você terá uma "sonolência de café".

É nesse momento que muitos de nós buscam outra xícara. Mas confira o relógio: que horas são? Comparada com outros químicos, a cafeína tem uma meia-vida bastante longa. *Meia-vida* é um termo roubado da física nuclear que é usado para descrever quanto tempo leva para que algo radioativo decaia para metade de sua força original. No caso da cafeína, a questão é: quanto tempo leva para que *metade* do que você consumiu ainda esteja em seu sistema? A meia-vida da cafeína dura em torno de 6 horas. Façamos as contas. Às 15 horas, você toma um café grande da Starbucks, que tem 330mg de cafeína, para combater aquela letargia da tarde. Isso significa que às 21 horas, você ainda terá 165mg de cafeína passeando em seu sistema. Isso equivale aproximadamente a duas doses de expresso. Mesmo que você consiga adormecer com esse tanto de cafeína competindo pela adenosina em seu cérebro, poderá acabar tendo um sono mais agitado e menos restaurador: a química de seu sono estará desequilibrada.

A solução é simples: fique atento ao momento em que você consome sua última bebida cafeinada.

Pode levar até 10 horas para que a cafeína esteja totalmente fora de seu sistema. Assim, faça uma conta retroativa a partir de seu horário de dormir e perceba: a cafeína pode não ser a melhor estratégia para turbinar a si mesmo durante a queda circadiana vespertina. Eu mesmo procuro fazer isso bem, e sou conhecido por olhar para o relógio e jogar meu café fora. Trágico, mas necessário.

E que tal um cochilo?

Algumas pessoas que atendi durante a pandemia da Covid-19 relataram um ponto positivo: a possibilidade de tirar um cochilo depois de uma má noite de sono. Quando você está fazendo home office, é muito mais fácil se jogar no sofá, fechar os olhos e partir para a terra dos sonhos à tarde quando sente aquela onda de sonolência. E devido aos horários de trabalho mais flexíveis que muitos agora têm (uma faca de dois gumes, é claro, pois muita gente começa a trabalhar muito mais cedo e termina muito mais tarde), isso se torna mais possível. Mas será que é uma boa ideia?

Estão surgindo dados que indicam que, durante a pandemia, para alguns, a *quantidade* de sono na verdade subiu, talvez porque a eliminação da necessidade de se locomover até o trabalho facilitou um pouco o sono. No entanto, ao mesmo tempo, a *qualidade* do sono diminuiu.[4] As pessoas estavam dormindo mais, verdade, mas era um sono interrompido, agitado e menos restaurador, talvez devido ao aumento do estresse, da ansiedade e da depressão que andavam de mãos dadas com a era da pandemia, um momento de intensas incertezas diferente de tudo que a maioria de nós já vivenciou. Ironicamente, as pessoas de repente começaram a dormir as recomendadas 7 a 9 horas. Porém, essa quantidade não era suficiente. O sono precisava ser restaurador.

Para que o "lava-louças do cérebro" realmente elimine todo o lixo metabólico e nos faça sentir alertas e renovados, ela precisa passar por todos os ciclos — assim como um lava-louças real. Pular ou interromper ciclos, o que acontece mais sob estresse, deixa todo o processo menos eficiente. As estratégias para lidar com a interrupção do sono serão apresentadas em breve. Por ora, porém, precisamos superar aquela baixa vespertina que pode ser exacerbada por um sono de má qualidade. Sendo assim, você pode tirar um cochilo?

Claro! Mas faça do jeito certo. Vejamos qual é o lance dos cochilos. Foi comprovado que eles turbinam nosso estado de alerta. O desejo de cochilar pode ser um sinal para seu corpo de que você precisa aliviar um pouco daquela pressão do sono, e que precisa de um pouco mais de restauração para poder estar em seu pico cognitivo e atravessar seu dia bem. Um cochilo pode realmente ser benéfico. A questão é: será que ele não afetará seu sono à noite?

Quando os pacientes com insônia vêm à clínica, sempre perguntamos a eles logo de cara se estão cochilando, e em caso afirmativo, por quanto tempo. Uma das *primeiras* coisas que pedimos às pessoas com insônia é que não cochilem. Se elas estão tendo dificuldade de dormir, a primeiríssima coisa que precisam fazer é *manter* toda aquela pressão de sono que constroem ao longo do dia e economizá-la para a hora de ir para a cama. Pense no cochilo da seguinte maneira: ele deixa escapar um pouco do ar da bexiga de pressão do sono. Então, sim, você pode acordar do cochilo se sentindo turbinado e renovado, mas ainda precisará encher a bexiga outra vez se quiser pegar no sono novamente.

Para aqueles que estão enfrentando dificuldades para dormir, seja lá qual for o motivo, a recomendação geral é: não cochile. Mas se você *precisar* cochilar, não deixe passar mais de 20 a 30 minutos, a quantidade mágica de um bom cochilo. Por que não mais tempo?

Primeiro, fazer com que o cochilo seja breve garante que você não estará "roubando" tempo do sono noturno. E, segundo, interrompê-lo aos 30 minutos geralmente garante que você não entrará no sono profundo, conhecido como sono N3.

Vamos pausar por um momento aqui para falarmos sobre a *arquitetura do sono*: esse é o termo que usamos na ciência do sono para referir-nos à estrutura de seu sono.

Seu mapa de sono

Seu sono tem um mapa e segue um padrão previsível: ao longo de uma noite, você tipicamente passa por 4 a 6 ciclos de sono. Dentro de cada um deles, você terá dois tipos de sono: o chamado não REM (NREM) e o REM. O termo REM significa *rapid eye movement* (movimento rápido dos olhos. Não é daqueles nomes mais emocionantes, nós sabemos, mas o motivo de categorizarmos o sono dessa forma é porque cada um desses dois "tipos" de sono desempenha funções muito distintas.

O sono não REM (NREM) vem primeiro. Ao cair no sono, você entra no primeiro dos três estágios do sono NREM, denominado N1.

O sono N1 é leve. Seu sistema sensorial não está tão perdido no mundo, você ainda percebe sons e estímulos ao seu redor e pode ser facilmente acordado. Em seguida, entra no estágio N2.

O sono N2 é categorizado pelo que chamamos de "fusos do sono": explosões de atividade neural que ocorrem ao dormir. Seu cérebro, enquanto você está dormindo, na realidade fica muito ativo. Esse não é um momento de descanso para ele, é apenas um modo diferente.

No N2, tais explosões neurais, que podem ser vistas em um eletroencefalograma (EEG), são indicativas de atividade cerebral vinculada ao aprendizado: acreditamos que é nesse momento que estamos revivendo, consolidando e criando conexões.

Por fim, chegamos ao N3. Este é o estágio que denominamos *sono de ondas lentas*. É o sono profundo e restaurador. É ainda a fase mais difícil da qual acordar. Se você for arrancado de um sono de ondas lentas, terá um retorno à Terra muito difícil.

O sono REM vem por último. Depois de passar pelos três estágios do sono não REM, chega-se ao sono REM, assim denominado pelos movimentos dos olhos que caracterizam essa fase. É aqui que você sonha. Agora, já está fora do sono de ondas lentas, seu sono é mais leve e está próximo da consciência. Mas fica afetado pela atonia muscular, um tipo de "paralisia do sono" que evita que você saia da cama e se movimente enquanto dorme.

O comprimento de cada fase do sono muda ao longo da noite: no início da manhã, próximo ao horário que você acorda, seu sono NREM fica mais curto, e o sono REM mais longo. Quando acorda naturalmente após completar um ciclo de sono, talvez se lembre dos seus sonhos, isso porque seu ciclo de sono (o comprimento médio é de 90 minutos no total), em geral, termina no sono REM. Ao acordar de manhã, é muito provável que você tenha acabado de ter um sonho.

Esses ciclos são dinâmicos e mudam de ciclo a ciclo ao longo da noite, e de pessoa para pessoa. Não somos robôs. Mas sabemos que se estiver cochilando e entrar no sono de ondas lentas, você se sentirá pior depois, não melhor. Quando acordamos de um sono profundo, estamos cognitivamente confusos e letárgicos. Isso se chama "inércia do sono". Nem sempre chegamos ao sono profundo em 20 ou 30 minutos, mas quando estamos privados de sono, tendemos a entrar no sono de ondas lentas mais rapidamente.

Se você, de fato, precisar cochilar, então tire um cochilo. Programe o despertador para 20 minutos e aproveite: você é quem mais conhece seu corpo, suas necessidades de sono e sua agenda. Porém, se viesse à minha clínica e me dissesse que está com dificuldades para dormir, eu diria para pular o cochilo. Eu o aconselharia a armazenar essa pressão de sono e economizá-la para a hora de dormir. Também lhe diria para jogar fora aquele cafezinho ou chá do meio da tarde. Eu jogaria o meu também. E eu aconselho que as pessoas façam o seguinte.

Turbinando a si mesmo na letargia vespertina... Sem sabotar o sono noturno

Seu ciclo circadiano pode derrubá-lo um pouco à tarde, não há nada que você possa fazer a respeito disso. E se estiver tendo dificuldade para dormir, permanecer dormindo ou dormir bem, a dívida de sono virá lhe cobrar bem nesse momento vespertino. Sendo assim, quero lhe mostrar algumas estratégias gerais e mudanças mentais que podem ajudá-lo, e em seguida, entraremos diretamente na prática de hoje.

Primeiro: ***otimize sua agenda*** hoje. Pense em como pode estruturar seu dia para aproveitar melhor seus picos de alerta e aliviar a pressão sobre si mesmo durante a queda circadiana. Quando você consegue identificar suas altas circadianas de alerta e energia, pode planejar seu dia para aproveitá-las, porém com mais eficácia.

Procure resolver as coisas cognitivamente mais exigentes durante seus picos naturais de energia. Se precisa ser criativo e se concentrar, prestar bastante atenção ou pensar muito e fazer brainstorming, aproveite esses picos! Jogue as partes chatas do trabalho ou outras tarefas menos exigentes para dentro daquele buraco de baixa energia. Alguns bons exploradores do ciclo circadiano fazem até um intervalo longo à tarde e voltam ao trabalho criativo ou estratégico urgente no início da noite, quando podem aproveitar a segunda alta energética. (Só não tente surfar essa onda até a hora de deitar, mais sobre isso em breve.)

Outra estratégia que funciona neste caso (não me xingue) é a ***meditação***. Falamos dela no capítulo anterior, a respeito da meditação de consciência plena em particular, como uma ferramenta eficaz para evitar o acúmulo de estresse ao longo do dia. Também mencionei que os meditadores experientes parecem, estranhamente e por alguma razão, precisar de menos sono do que a média das pessoas. Isso porque, pensam os pesquisadores, os estados do cérebro durante a meditação imitam o sono restaurador de ondas curtas. Assim, uma sessão breve de meditação pode não apenas reduzir o estresse, mas também renová-lo da mesma forma que um cochilo. Quando pensamos na meditação, talvez visualizemos alguém em algum tipo de estado relaxado, lento e "pausado". Porém, na verdade, a meditação é bem ativa, e pode ter um efeito energizante em seu sistema.

Próxima: ***movimente seu corpo.*** Admito: essa não é a primeira coisa que faço quando preciso de um estimulante. Prefiro muito mais apertar o botão da minha cafeteira Keurig e desfrutar o aroma torrado, amargo e delicioso do café quente que está prestes a se tornar energia líquida em minhas veias. Mas fui convencido pela ciência. Há dados demonstrando que os efeitos do exercício em processos cognitivos importantes, como a memória de trabalho, são semelhantes aos efeitos da cafeína.[5]

Em seguida: ***você não precisa de café para fazer um intervalo.*** Por algum motivo, é mais fácil fazer uma "pausa para o café" do que apenas um intervalo. Mas acredito que, na maior parte do tempo, o que o cérebro e o corpo estão realmente clamando quando eles o empurram em direção à máquina de café ou à padaria na esquina são outras coisas: movimento, ar fresco, mudança de cenário. Se você está cansado, agitado, moroso e sua mente está vagando, talvez não precise de uma descarga de cafeína, pode apenas precisar de uma mudança rápida em relação ao que está fazendo. Tente o seguinte: faça um intervalo bem curto — apenas 5 ou 10 minutos são o suficiente — e faça algo de que goste, que seja acessível e fácil em seu ambiente atual. Algumas pessoas me disseram o que fazem: caminhar ao redor do quarteirão, arrancar o mato do jardim, escutar música, reorganizar uma prateleira de livros. Quando você volta ao que estava fazendo antes, posso apostar que terá uma onda de energia e foco para ajudá-lo.

Qualquer coisa que ***aprimore sua rotina*** o ajudará aqui. Quebre o molde de seu dia a dia tradicional. Algo novo, diferente ou atípico despertará o cérebro. Por quê? Pois a *novidade* causa inerentemente estimulação cognitiva. Literalmente, mais neurônios estão disparando. O sistema de estimulação salta para a vida e lança algo mais de energia em seu organismo por meio do cortisol. Apenas mudar as coisas um pouco pode, de forma natural, fácil e sem a longa e cansativa meia-vida de um estimulante, dar-lhe um empurrãozinho para se sentir melhor e ter um melhor desempenho até o fim do dia.

E seguindo essa linha, vamos à nossa prática de hoje, que realmente explora a ciência da novidade e seu sistema de estimulação.

PRÁTICA DE HOJE

ENFIE SUA CABEÇA NO FREEZER

Sim! Foi o que eu quis dizer. Enfie sua cabeça no freezer: *isso é ciência.*

Um leve choque físico no sistema pode ser exatamente o que você precisa hoje às 15 horas para dar um jeito na queda circadiana que está sentindo. Não estamos falando de nada extremo aqui, não quero que você tome um banho frio ou pule na água gelada. Mas o princípio é o mesmo: o frio impacta seu sistema nervoso. Se ele estiver estancado e sua energia esgotada, uma breve exposição ao frio pode agir em você como os cabos para fazer chupeta em um carro sem bateria.

No laboratório, usamos algo chamado de teste pressor frio (CPT). Para essa condição, que usamos para avaliar as respostas fisiológicas das pessoas a diversos estressores, colocamos a mão ou o antebraço dos participantes em água com gelo. Eles devem mantê-la lá durante o tempo que aguentarem. Enquanto isso, medimos sua fisiologia com eletrodos, monitorando os batimentos cardíacos e a respiração. O que vemos é que isso ativa o sistema cardiovascular, levando à vasoconstrição (os vasos sanguíneos encolhem, diminuindo o fluxo de sangue) e a uma pressão arterial mais alta. Quando seu sistema de luta ou fuga está engajado, você tem uma resposta de estimulação ao mesmo tempo. Pois bem, com o teste pressor frio, não estamos induzindo as pessoas a entrar na resposta de luta ou fuga... mas elas estão certamente vivenciando uma estimulação sistêmica.

A sensação de aguentar o frio também apresenta uma oportunidade: "treinar" a si mesmo para a resiliência ao estresse. O que sabemos é que um pouquinho de estresse físico pode ser bom para você. Há cada vez mais evidências de que a exposição intermitente ao estresse, conhecida como *estresse hormético* pode dar um impulso positivo à saúde e à longevidade.

Você quer estar no modo luta ou fuga? Não. Contudo, *o estresse do desafio* é ótimo para seu sistema. Quando se experimenta o estresse de pico e recuperação — no qual sua resposta ao estresse agudo é ativada, mas então você se recupera rapidamente e seu sistema volta ao normal — é, na verdade, saudável para seu corpo no nível celular... e tem um efeito energizante. O segredo é tentar enquadrar o estressor que você está enfrentando como um desafio a ser superado, e não uma ameaça da qual se retrair.

Em minha própria vida, descobri que o estresse pode ser uma força energizante, desde que consiga vê-lo como um desafio e não como uma ameaça. Veja o meu exemplo: falar em público. Odeio isso! Mas mesmo assim faço. E, nessa altura, passei até a desfrutar. Mesmo antes de subir ao palco, banhado por hormônios de estresse, com náuseas, algo de pânico e desejando nunca ter concordado com aquilo, fico aguardando ansiosamente a corrente de energia que obtenho ao completar a temida tarefa e sair do palco. Minha colega, a Dra. Wendy Berry Mendes aqui da UCSF, sempre usa o exemplo de um leão perseguindo uma gazela para ilustrar a distinção entre o estresse do desafio e o estresse da ameaça. Você pode visualizar o seguinte: uma gazela correndo por sua vida na savana africana, com o leão logo atrás, a apenas alguns segundos da morte. Ambos estão usando recursos metabólicos, ambos estão aplicando altos níveis de energia e ambos estão, em outras palavras, estressados. Todavia, ao passo que a gazela está sentindo o estresse da ameaça, o leão está vivenciando o estresse do desafio. Nós estamos buscando o estresse do desafio. Hoje, seja o leão, e não a gazela. Siga estes passos:

- Quando a letargia vespertina o atingir, enfie a cabeça no freezer! E permaneça lá por quanto tempo aguentar. (Ou, se puder, encha a pia da cozinha com gelo, deixe-a o mais gelada possível, e submerja os antebraços para recriar nosso "teste pressor frio" em sua própria casa.)

- Enquanto sente a rajada gelada, observe se está se sentindo desconfortável. Mas aguente. Procure relaxar. Apenas tente existir com a sensação intensa de frio. Quando terminar, seu sistema estará revigorado: os batimentos cardíacos um pouco mais acelerados, o sistema nervoso engajado e a estimulação em alta.
- Seguindo em frente: esse é um pequeno "estressor" para o seu sistema, não é dos grandes. Mas à medida que seu dia avança, caso se veja sentindo uma resposta de estresse a algo que aconteceu, procure reenquadrá-lo como algo empolgante, e não ameaçador. A pesquisadora de estresse Dra. Elissa Epel sugere que um estresse positivo, como exercícios, exposição ao frio ou uma sensação de estresse do desafio do qual poderá se recuperar rapidamente (em vez do estresse da ameaça, que tende a durar mais tempo) desencadeia a *hormese*, um processo de limpeza celular que promove a cura e a longevidade.[6] Não é apenas benéfico para seu sono hoje à noite, mas também para suas células.

DIA 4

PREOCUPE-SE CEDO

Os humanos são criaturas complexas. Uma das muitas coisas que nos separam de nossos colegas mamíferos no reino animal é nossa capacidade para *imaginar*. Usando apenas nossos pensamentos, podemos viajar ao passado ou ao futuro, revivendo ou reescrevendo eventos que já ocorreram, inventando diversos cenários e preenchendo-os com vívidos detalhes sensoriais. É uma capacidade incrível que temos. E ela está na raiz de muito de nosso sucesso como espécie. Contudo, todo esse belo pacote de vantagens evolutivas tem alguns pontos negativos: preocupação, ansiedade e ruminação. Visto que somos tão bons nas simulações de "realidade virtual" do passado e do futuro possível, podemos facilmente ficar envolvidos em padrões de pensamento que nos mantêm concentrados em problemas que não temos capacidade de mudar. Revivemos momentos estressantes ou desagradáveis e sentimos as emoções associadas. Elevamos nossos níveis de estresse, sem qualquer motivo e sem termos quaisquer benefícios associados. Somos muitíssimo bons nisso. Se a humanidade tivesse um currículo, isso estaria em nossa lista de "principais habilidades".

Durante um dia cheio, podemos muitas vezes levar nosso pensamento para longe de preocupações, medos e arrependimentos de forma bastante fácil. Pessoalmente, quando estou correndo de uma coisa para outra no laboratório, analisando dados de estudos e atendendo telefonemas, não tenho muitas oportunidades para prestar atenção em meus pensamentos. As tarefas urgentes estão sempre lá, reivindicando minha atenção e capacidade mental. Mas quando estamos deitados, no escuro, em silêncio, em nossa cama macia e confortável, nossos pensamentos podem ficar muito, mas muito barulhentos. E a *ruminação* — quando você revive os eventos do passado, que desejaria que houvessem acontecido de maneira melhor, em oposição a *preocupar-se*, que tem um foco mais no futuro — é, acreditamos, uma das principais formas de perpetuar a insônia.

Fizemos um estudo para testar isso. *Quão* poderosa era a ruminação para interromper o sono? Para descobrir isso, montamos um estratagema elaborado. Em suma, faríamos intencionalmente com que as pessoas se sentissem mal e observaríamos o que acontecia à noite.[1]

Ruminação, a assassina do sono

Os participantes que se voluntariaram para esse estudo não precisaram se dirigir até a clínica, podiam participar estando no conforto e isolamento de seu lar. De fato, precisávamos que ficassem em casa e participassem remotamente para que pudéssemos criar um cenário fictício em que vivenciariam a rejeição social, que é, francamente, uma rota muito rápida para os sentimentos negativos. Em resumo, faríamos intencionalmente que se sentissem mal. Mas os participantes não sabiam disso.

Eles sabiam o seguinte: ao longo das duas noites do estudo, assistiriam a um vídeo em silêncio na primeira noite, e interagiriam virtualmente com os outros participantes do estudo na segunda noite. Em ambos os casos, seu papel no estudo aconteceria ao redor de uma hora antes de deitar. Todos os participantes usaram um dispositivo de pulso de coleta dados com alto nível de precisão, conhecido como actígrafo, para mensurar o sono durante a noite.

Deixamos um notebook com cada participante, pré-carregado com o software que precisaria usar. A primeira noite era simples: pedimos a cada um que assistisse a um vídeo no notebook e depois, que fosse deitar. Essa primeira noite era a "condição de controle" — ela determinaria uma linha de base para o sono típico de cada participante e sua provável rotina de sono (hora de deitar). Na segunda noite, as coisas ficavam um pouquinho mais interessantes.

Os participantes eram instruídos a ligar o notebook para a atividade de estudo no mesmo horário que na noite anterior. Porém, dessa vez, o moderador lhes pedia que abrissem o Google Chat para interagirem com os outros participantes do estudo, que também estavam cada um em sua casa, participando de forma remota. Só que *não havia* "outros participantes do estudo", apenas meu assistente de pesquisa moderando o estudo e, ao mesmo tempo, controlando alguns avatares que *pareciam* ser outros participantes. No pré-estudo, pedimos a cada pessoa que escolhesse um emoji para representar a si mesmo. Os participantes falsos do estudo, denominados "confederados", também tinham emojis, e assim, na segunda noite do estudo, dois desses confederados entraram no Google Chat com nosso participante real.

Nossos participantes reais, sentados à frente de seus notebooks acreditando que estavam conversando com outros seres humanos reais, deveriam participar de um jogo simples chamado "cyberball" com os novos conhecidos virtuais.

Decididamente, não era uma experiência de realidade virtual de alta tecnologia, mas sim, apenas um jogo básico pixelado. Há uma bola e você escolhe a quem jogá-la. A bolinha piscante é lançada de jogador para jogador, de um emoji-avatar para outro. É um jogo tão simples e tão sem sentido que não demora até as pessoas se perguntarem qual é o propósito daquilo. Porém, a certa altura, os dois confederados, controlados pelo moderador, deixam o participante do estudo fora do jogo. Agora, a pessoa real fica só olhando os outros dois jogarem.

Esse cenário já foi usado anteriormente em estudos científicos — não fomos nós que o inventamos. É fato conhecido que produz sentimentos de ostracismo e rejeição social. Em um artigo[2] frequentemente citado os participantes do estudo jogaram o jogo *dentro de um equipamento de ressonância magnética (MRI)*, e os exames mostraram que a rejeição sentida pelas pessoas durante a parte de exclusão do jogo ativou as regiões canônicas de dor do cérebro. Ela causou, literalmente, uma dor social. Assim, sabemos que esse exercício é uma forma bem confiável de colocar um participante do estudo nesse espaço mental específico, para então testarmos que tipo de impacto ele tem sobre diversos outros fatores. Porém, ele também é bastante suave. Queríamos aumentar a aposta um pouco. Então, nesse ponto, o moderador interrompe com algumas notícias para nosso participante humano real: "Você foi selecionado de forma aleatória para dar um discurso!"

O participante recebe um tópico sobre o qual deve dissertar de imediato; aos confederados, pedimos deem um feedback no chat. A pressão *aumenta*. Os tópicos que usamos: *O que faz de você um bom amigo? Você apoia como o Walmart trata seus funcionários? O que você acha do fato de o Google controlar uma parte tão grande da receita dos anúncios na internet?*

Nosso participante liga a câmera e começa a falar. Os confederados começam a oferecer suas observações:

"Parece que você está meio nervoso."

"Parece que o que acabou de dizer não faz muito sentido."

"Nossa, estou tão feliz que não precisei fazer isso; é meio difícil!"

Logo em seguida, os confederados começam a falar entre si a respeito de um assunto bem diferente. O participante pode ver o chat e percebe que as outras "pessoas" no estudo não estão prestando atenção nenhuma.

Por fim, o moderador encerra a atividade.

"Certo, obrigado por participar!", diz ele no microfone. "Boa noite!"

As reações iniciais das pessoas à experiência variou. Algumas seguiram em frente com o discurso, um pouco irritadas. Outras ficaram abaladas. Uma ficou tão nervosa que fechou o notebook com força, interrompendo toda a atividade. Nossa previsão era, obviamente, que as pessoas dormiriam menos depois de tal experiência. E, de fato, foi o que ocorreu. Mas havia algumas nuances interessantes nos dados. Os participantes ficaram acordados por *muito* mais tempo em comparação com a noite de controle. Não é que foram se deitar no horário normal e não conseguiram pegar no sono, só não foram deitar, presumivelmente porque tiveram uma estimulação muito alta com relação ao incidente estressante. Além disso, antes do estudo, pedimos que respondessem a um questionário que avaliava a tendência à ruminação de forma geral, usando uma escala que ia de "baixa" a "alta". O fato é que a maior diferença com relação ao sono depois desse incidente de rejeição social ocorreu nas pessoas com *alta ruminação*. Aquelas com baixo índice de ruminação foram menos afetadas.

Portanto, o que isso nos diz? Que quanto mais você tende à alta ruminação, mais será afetado pelos eventos do dia que percebe como negativos, estressantes ou ameaçadores. Mesmo os eventos ambíguos ou neutros podem ser interpretados sob uma ótica mais negativa pelas pessoas que ruminam muito. As pessoas acabam em um estado de estimulação constante que realmente atrapalha sua capacidade de fazer uma transição para a hora de deitar e o adormecer. O sono nos exige abrir mão desse nível de vigilância; a ruminação nos faz permanecer vigilantes e bem alertas, revivendo os eventos do dia, da última semana ou de anos passados, repetidas vezes, em nossa mente. São processos mentais completamente incompatíveis.

Qual é *sua* tendência à ruminação?

A lição que se extraiu desse estudo foi que se, de maneira geral, você tende à ruminação, será mais afetado por "eventos lamentáveis" de seu dia. A rejeição social foi realmente eficaz para atrapalhar o sono das pessoas, mas outros eventos lamentáveis podem ser potentes da mesma forma. Nesse exemplo, nosso foco foi a rejeição social porque em humanos, que são por natureza animais que vivem em bandos, ela causa uma reação negativa forte e confiável. Somos sociais por natureza, mesmo os introvertidos, e muito sensíveis e suscetíveis a ofensas interpessoais.

Um bom exemplo de como isso é poderoso é o seguinte: os estressores interpessoais, como o término de um relacionamento amoroso, são um dos fatores de previsão mais fortes de um episódio depressivo, em comparação com outros importantes estressores ou outras disrupções da vida que as pessoas podem vivenciar.[3] Um sentimento de ser "menos que" pode se traduzir em efeitos tangíveis na saúde física. Em estudos científicos como este, usamos rotineiramente coisas relacionadas à avaliação social como parte dele, seja de forma implícita ou explícita, pois conseguimos mensurar de modo claro o impacto: vemos os efeitos refletidos no sistema de estresse[4] — mais cortisol na corrente sanguínea, maior atividade no sistema nervoso simpático, processos cognitivos prejudicados e observamos os efeitos no sono.

Nesse estudo, a experiência negativa fez com que as pessoas perdessem, em média, uma hora de sono. Quanto mais perto da hora de deitar, maior o impacto (menos tempo para processar e seguir em frente). E quanto mais tendência a ruminar a pessoa tiver, maior será o impacto.[5]

Por que algumas pessoas ruminam mais naturalmente do que outras? Há uma infinidade de fatores. A química cerebral é parcialmente genética, simplesmente nascemos com certas tendências. Ainda sabemos que a adversidade logo cedo na vida pode levar a uma tendência a ruminar mais, em parte porque as pessoas que passaram por dificuldades podem estar mais alertas e perceber estímulos inócuos como sendo negativos ou ameaçadores, o que, por sua vez, pode ativar uma resposta de estresse que inclui a ruminação. E, por fim, certos padrões mentais ficam arraigados quanto mais os praticamos. As vias neurais são como trilhas na floresta, quanto mais passamos por elas, mais estabelecidas e permanentes se tornam. Mas há uma boa notícia dentro dessa metáfora: assim como uma trilha na floresta, elas podem desaparecer com menos uso. O cérebro humano tem uma neuroplasticidade incrível.

O cérebro, esse núcleo central de comando para nossos comportamentos e personalidades, hábitos e crenças, pode ser, literalmente, remodelado. Em outras palavras, se você rumina muito, não está condenado. Isso pode mudar. Mas vamos verificar, de maneira geral, quais são seus pontos de partida:

- Sua atenção está geralmente concentrada em aspectos de si mesmo que gostaria de parar de pensar a respeito?
- Você acha difícil interromper os pensamentos a seu respeito?
- É comum desperdiçar tempo repensando as coisas que já passaram e terminaram?
- Você tem uma tendência a ficar pensando em si mesmo por tempo demais?
- Você, em geral, reflete sobre episódios de sua vida com os quais não deveria mais se preocupar?

Se respondeu sim a todas essas perguntas, muito provavelmente é alguém com mais tendência a ruminar. Isso é normal. É uma compulsão humana totalmente natural. Acreditamos que podemos resolver os problemas que nos assombram apenas refletindo a respeito deles – a questão é que muitos deles, que estamos tentando resolver (deitados no escuro da noite), não são resolvíveis. São problemas perpétuos, do ser humano. Nossa mente retorna a eles incessantemente, convencida de que podemos resolvê-los como se fosse álgebra. Não podemos, mas continuamos tentando.

Não é à toa que a preocupação e a ruminação foram *às alturas* durante a pandemia da COVID-19. A lista de espera para nossa clínica do sono chegou a ter páginas e páginas. Pesquisas mostraram que mais pessoas relataram insônia.

Ansiedade, depressão, preocupação: tudo isso aumentou muito durante esse período, especialmente no início.[6] As pessoas relatavam mais dificuldade de dormir e *permanecer* dormindo – houve um pico de despertares de madrugada. As pessoas se levantavam às 4 horas e não conseguiam pegar no sono outra vez, o que faz sentido: o sono fica mais leve nas primeiras horas da manhã, então uma causa provável é que se você carrega estressores consigo, haverá mais chances de que eles o despertem durante aquele sono REM mais leve antes do amanhecer. Além disso, nosso consumo de mídias cresceu 60% de acordo com a empresa Nielsen,[7] que monitora o uso de televisores e mídias. O consumo de mídias, especialmente em tempos de estresse ou trauma coletivos, é inimigo do sono. É um fluxo constante de conteúdos terríveis e preocupantes, alimentados sem intervalos no simulador de realidade virtual dentro de seu crânio. Mesmo que você tenha uma tendência mínima à ruminação, os eventos mundiais, inéditos, pelos quais todos passamos, certamente alimentaram e muito os pensamentos obsessivos na "escura noite da alma". É um ciclo vicioso: a ruminação dificulta o bom sono, e quando você não dorme como deveria, fica mais vulnerável à ruminação. Sua habilidade de afastar pensamentos inoportunos se enfraquece e vacila. Sua armadura mental fica frágil.

Pessoalmente, não rumino muito, contudo, isso ainda me afeta às vezes. Qualquer um está vulnerável aos loops de pensamentos agitados de ruminação, se tiver os gatilhos, pressões ou estressores certos. E a ruminação pode levar a uma resposta prolongada de estresse. Assim, exceto praticar a aceitação radical como um monge budista, o que podemos *fazer*?

Eu poderia ficar todo zen aqui e lhe dizer que sua necessidade real é aprender a aceitar esses conflitos e desconfortos como parte da condição humana, mas não é o que farei.

Saindo do caminho da ruminação

A melhor solução imediata para a ruminação é chegar diretamente à raiz do porquê a ruminação é tamanha destruidora do sono: ela mantém sua mente estimulada. Sua atenção é atraída repetidas vezes para algo que não deu certo, para um erro ou para um arrependimento. Eu já fiquei deitado na cama revivendo uma coisa tonta que disse em uma festa — algo que a pessoa a quem disse aquilo provavelmente esqueceu momentos depois, mas à qual a minha mente obstinada se agarrou. É fácil ir de algo pequeno como isso a generalizações arrebatadoras sobre si mesmo e sobre os erros que você *sempre* comete. Os pensamentos e as emoções negativas como essas são o que os neurocientistas chamam de "salientes": são muito *barulhentos*. Como um grito ou a buzina de um carro, eles chamam nossa atenção sem qualquer esforço. E é difícil nos afastarmos do conteúdo negativo.

Uma paciente memorável que tive na clínica de sono tinha uma dificuldade singular com isso. Quando conheci Myra, ela havia sido encaminhada por uma unidade especial de neurologia. Era jovem, com 30 e poucos anos e recém-casada. Todos na clínica a adoravam — ela era extrovertida, otimista e sempre alegre. Ela chegava e iluminava a sala. Ela também tinha uma forma razoavelmente severa de epilepsia. Tinha convulsões constantes – constatei mais tarde que ela tivera múltiplas convulsões durante nossas sessões, quando estávamos no meio de uma conversa. Para mim, parecia apenas que ela estava distraída ou tirando um minuto para organizar seus pensamentos. Ela aprendeu a lidar com isso e a encobrir a situação, dizendo, "onde paramos?", ou "perdi minha linha de raciocínio por um minuto...". Mas as convulsões eram sérias e limitantes. Ela já havia passado por uma ressecção cirúrgica no cérebro num esforço por interrompê-las. Nesse tipo de cirurgia cerebral, chamada de lobectomia temporal, os neurocirurgiões de fato removem uma parte do cérebro, causadora das convulsões. (O fato de que as pessoas consigam se recuperar dessas cirurgias é outro grande argumento a favor da neuroplasticidade cerebral!) A epilepsia de Myra, no entanto, infelizmente ainda era muito severa, o que indicava que ela teria que passar por outra resseção para controlá-la. Havia apenas uma última coisa a ser tentada antes de recorrer novamente a uma invasiva cirurgia cerebral que se acreditava que poderia ajudar: *dormir.*

Assim como no caso de muitas doenças crônicas, o sono pode desempenhar um papel nos sintomas da epilepsia. Sabemos que a falta de sono é um gatilho para convulsões, e o sono de Myra não era bom. Ela passava muitíssimo tempo na cama acordada, tentando pegar no sono. Ela tinha uma enorme ansiedade com relação à sua capacidade de dormir — bem compreensível, visto que, em seu caso, o sono ruim realmente tinha consequências imediatas para sua saúde, deixando-a lutando contra a depressão e mais vulnerável às convulsões, mais cansada e menos capaz de fazer as coisas que queria fazer durante o dia. Um resultado disso tudo era que ela passava muito tempo deitada na cama com pensamentos obsessivos. Ela descreveu que não conseguia parar de pensar. Preocupava-se com o amanhã; ruminava por coisas que deveria ter feito de maneira diferente durante o dia. Todo tipo de pensamentos negativos e dispersivos apareciam em sua mente.

A dificuldade específica de Myra com a epilepsia talvez fosse singular a ela, mas sua tendência a ficar acordada com seus próprios pensamentos não era. Muitas — senão a maioria — das pessoas que atendo na clínica lutam com isso de certa forma. Sugeri a ela que tentasse uma tática que funciona para a maioria: "observação de nuvens", em que você imagina os pensamentos indesejados como nuvens, flutuando e partindo para longe de vista. É uma tática bem padrão que utiliza os princípios da meditação de consciência plena, especificamente o *monitoramento aberto*, que treina os praticantes a permitir que os pensamentos "atravessem" sua mente. Em vez de se engajar com o conteúdo que a mente produz, a pessoa mantém uma certa distância, deixando que os pensamentos apenas desapareçam ou vaguem para longe, como uma nuvem passando rápido pelo céu.

Myra riu e inclinou a cabeça, curiosa. "Quem observa *nuvens*?" quis saber.

A ideia era bizarra e hilária para ela, pois nunca havia se deitado na grama para observar uma nuvem, e não entendia por que alguém faria isso. Agora que penso nisso, fazia sentido que o exercício não ressoasse para ela. Era uma pessoa do tipo *frenética*, sempre em movimento, sempre com uma lista organizada de afazeres super extensa.

Mas havia outra maneira de chegar ao mesmo conceito, talvez de uma forma ainda melhor, que refletia mais precisamente a maneira em que os pensamentos intrusivos e ruminativos funcionam no cérebro humano. Pensei em um artigo que lera recentemente sobre uma prática na Europa chamada *trainspotting*. Alguns talvez conheçam o termo por causa do filme sombrio e intenso dos anos 1990, que leva o nome; também é um hobby entre alguns entusiastas de ferrovias, que gostam de colecionar observações de trens assim como os observadores de pássaros colecionam observações sobre diferentes espécies. Eles ficam em uma plataforma de trem esperando pelo que denominam "material rodante" passar, então tentam tirar uma foto ou anotar a marca e o modelo. Uma coisa que não fazem é *subir* no trem. Eles apenas o observam passar.

"Então, quando tiver esses pensamentos ao tentar dormir, você pode estar no trem ou na plataforma", falei a Myra. "Se estiver no trem, fará parte da viagem. Será levada a algum lugar e estará totalmente imersa – verá todos os lugares pelos quais o trem passar e será bem estimulante. Mas esses trens estão indo para destinos que não são úteis."

Em vez disso, fique na plataforma. O trem vem, mas você não sobe nele. Você o percebe – não há como evitar – mas não embarca. Observa e o deixa partir.

O *trainspotting* funcionou muito mais do que a observação de nuvens para Myra. Fazia mais sentido intuitivo. Para ela, era fácil ser mentalmente transportada para algum lugar estressante, ou triste, ou preocupante, e nada bom para seu sono. Era difícil não subir metaforicamente no trem: os pensamentos chegavam rugindo como um trem apitando. Não eram macios e fofinhos como nuvens, gentilmente passando. Eram barulhentos, intrusivos e exigiam sua atenção. Mas quando ela pensava em si mesma como uma "observadora de pensamentos", conseguia colocar certa distância entre si e o conteúdo mental ruminativo que a mantinha acordada.

Quando sua própria mente é o problema

O sono, ao que parece, deveria ser muito fácil. É algo natural e necessário. Nosso corpo precisa dele, literalmente, para permanecer vivo. É tão essencial quanto a comida, a água e o oxigênio. Contudo, todas essas condições de vida, de sermos humanos, conspiram para obstruir nosso caminho — nossa mente, em especial. Os conteúdos de nossas ruminações e preocupações não aparecem do nada. Nós os puxamos do mundo ao nosso redor e do nosso passado. As experiências que temos ao longo dos dias são o conteúdo cru para a tagarelice mental que podemos vivenciar à noite, tagarelice essa que pode levar à hipervigilância: a incapacidade de nos sentirmos seguros e deixarmos pra lá. Qualquer um de nós pode acabar tendo experiências diárias que dão corda em nossa mente, mas a verdade é que a exposição a coisas que causam o tipo de estresse, preocupação e ruminação que atrapalha o sono não está distribuída igualmente entre a população. Sabemos, por exemplo, que nos EUA os negros americanos apresentam taxas mais altas de exposição ao estresse crônico do que os brancos, e têm piores resultados de saúde relacionados ao desgaste causado pela ativação a longo prazo do sistema de resposta ao estresse.[8] Isso tem implicações profundas nas disparidades de sono.

Em um estudo que estamos conduzindo agora, apoiado pelo National Institute of Health [Instituto Nacional de Saúde], adotamos o cenário mostrado no início deste capítulo – com a rejeição social – mas fizemos um leve ajuste ao mudar a raça dos emojis. Por exemplo, alguns de nossos participantes negros serão aleatoriamente selecionados para receber rejeição social de emojis que se parecem com um participante branco, enquanto outros receberão rejeição de um emoji que representa um participante negro.

O mesmo se dará para nossos participantes brancos. O que esperamos aprender, entre outras coisas, é quanto a experiência da discriminação afeta nossa fisiologia do sono. À medida que continuamos revelando os profundos e duradouros impactos na saúde causados pela discriminação racial, esse é um fator crucial a ser identificado. O sono, afinal, é o fundamento no qual uma parte muito grande de nossa saúde física e mental é construída. Um estudo feito com a primeira geração de universitários descendentes de latinos descobriu que quanto mais discriminação eles recebiam, mais seu sono piorava ao longo do ano letivo.[9] Embora certamente precisemos coletar dados concretos adicionais, há motivos para acreditar que os processos cognitivos, como a ruminação, são mecanismos essenciais por meio dos quais as experiências adversas como racismo e discriminação sabotam o sono.

Na clínica, eu atendo pessoas com todos os tipos de obstáculos ao sono que estão completamente além de seu controle. Elas vivem em algum lugar com muitos ruídos noturnos e não têm condições financeiras de se mudar. São afetadas pela violência doméstica. Não se sentem seguras onde vivem. Um jovem artista que atendi descreveu que vivia abaixo de um vizinho barulhento em um apartamento com paredes finas em Oakland: quase todas as noites, havia gritarias e brigas intermitentes. Ele disse que mesmo nos períodos de silêncio ficava ansioso em relação a quando o *próximo* barulho ocorreria, e essa expectativa o mantinha acordado. Tentamos todos os tipos de táticas, mas não há muita coisa que possa ajudar nessas situações além de mudar-se, o que não era uma opção para ele, ou então, penso eu, tampões de ouvido *realmente* bons.

Quando ele parou de vir à clínica, fiquei imaginando o que teria acontecido: será que ele havia descoberto uma maneira engenhosa de criar um escudo mental impenetrável, como um mestre zen, para bloquear os ruídos intrusivos de uma vez por todas? Muitas vezes, quando as pessoas desaparecem da clínica do sono, não sabemos o porquê. Será que melhoraram? Ou será que ficaram frustradas e desistiram? Eu entrei em contato com ele para descobrir.

"Ah", disse ele, "aquele cara se mudou!"

Nós dois demos risada. Mas então, ele me disse que a situação não havia de fato desaparecido com a saída do vizinho. Agora, era tranquilo à noite. Mas ele tinha aquela ansiedade de nível baixo de que algo o acordaria assim que estivesse pegando no sono. E esse "algo" era geralmente o próprio cérebro.

"Parece que minha mente é especialista em pensar em algo que *realmente* me incomoda quando me deito para dormir", reclamou ele. "É tão incômodo quanto a gritaria do meu vizinho costumava ser. Só que agora... está dentro de minha cabeça."

Nem todos os fatores que impactam nosso sono estão sob nosso controle. Mas nossa própria mente, por mais ruidosa e persistente que seja pode, de fato, ser controlada. Há coisas que podemos fazer, de forma proativa, para nos programarmos para uma noite mais pacífica dentro de nossa própria cabeça.

PRÁTICA DE HOJE

DEIXE NA GAVETA POR ENQUANTO

O melhor momento para superar a preocupação e a ruminação é durante o dia, antes mesmo de o sol começar a se pôr. Não há um botão mágico para desligar completamente a ruminação - você tem um cérebro humano, e parte do trabalho dele é consolidar informações e criar sinapses, resgatando momentos de seu dia, memórias do passado, coisas que o chateiam e assim por diante. Seu cérebro tem um motivo muito bom para fazer a maior parte do que faz: às vezes ele simplesmente se desvia. Hoje, para não ficar preso em loops ruminativos que mantêm seu cortisol alto e seu cérebro ativo e acordado, eliminaremos um pouco do combustível da ruminação antes mesmo de chegar a hora de dormir.

Quero lhe oferecer duas escolhas de práticas: escolha uma, ou tente as duas. Ambas o ajudarão a fazer o que chamo de "deixe na gaveta por enquanto". Significa, em suma, deixar as coisas inacabadas de lado e não permitir que elas o acompanhem pela casa e até a cama.

Estratégia 1: Preocupe-se cedo

Hoje, e pelo restante desta semana, reserve um tempo específico para algo que seja muito importante ao seu bem-estar. Não é uma massagem ou um banho de banheira. Não é um tempo pessoal - embora, caso esteja seguindo as instruções de ontem para fazer um intervalo, espero que tenha conseguido algo disso também! Este momento é exclusivamente para *se preocupar*. Sim: hoje você se preocupará de propósito.

Recomendo que escolha um momento no meio ou no fim da tarde, pois é cedo o suficiente para que não afete sua capacidade de ir dormir mais tarde, porém não tão cedo a ponto de ainda ter uma boa parte do dia pela frente para produzir frustrações criadoras de ruminação.

Programe um timer para 15 minutos. Esse é seu tempo diário para se preocupar intencionalmente. Não faça mais nada enquanto fizer isso — caso contrário, acabaria com o propósito da atividade. Se possível, vá para um lugar onde não seja interrompido. Alguns de meus pacientes se trancam no banheiro para evitar incômodos. Alguns saem para caminhar. Faça o que for preciso!

Quando o timer começar, você se dará a liberdade para se preocupar. Preocupe-se com um tópico por vez. Pense nisso como uma lista de afazeres na qual se realiza um afazer de cada vez, só que estará dando baixa nos tópicos com os quais sente mais ansiedade durante o dia (e depois à noite), aqueles aos quais sua mente retorna constantemente, os tópicos que ocupam todo seu espaço mental. Talvez você passe muito tempo tentando impedir a si mesmo de pensar muito nessas coisas — nessa janela de quinze minutos, não se restrinja. Uma ressalva importante: este não é um momento para resolução dos problemas. A expectativa *não* é que você saia disso com tudo resolvido. Todo seu objetivo é *apenas se preocupar*, de forma improdutiva e obsessiva.

Pode escrever tudo em um diário, dizer tudo em voz alta para uma árvore próxima, ditar uma gravação em seu celular, ou apenas pensar. É importante dispensar uma atenção concentrada nisso. Porém, quando o timer tocar aos quinze minutos, é hora de parar.

Se notar que está se preocupando durante o dia, pode dizer a si mesmo: *Veja, você vai precisar adiar isso até o próximo momento de preocupação. Tem um momento exclusivo para isso. Dá para esperar até amanhã, está em sua agenda.* Use essa mesma técnica se as preocupações surgirem na hora de dormir: *você agendou isso para amanhã.* Ainda assim, caso se sinta dominado pela preocupação, escreva-a. Hoje à noite, antes de ir dormir, certifique-se de ter caneta e papel ao seu lado. Se um pensamento de preocupação ou ansiedade aparecer, escreva-o, de modo a se lembrar de focar nele em seu próximo momento de preocupação. Se quiser, poderá agradecer às suas preocupações pela visita e dizer a elas que as verá amanhã. (Recomendo projetar esse pensamento com um espírito de boa vontade, e não de agressão passiva, mas cada um tem suas preferências.)

Uma última observação: não há nada específico em 15 minutos. Pode ser 10 ou 20, faça o que funcionar para você. Tenha em mente, porém, que deve ser tempo suficiente para poder estar presente e tirar um pouco da preocupação de seus ombros. Faça isso diariamente pelo restante da semana e veja o que acontece. Espero que cause menos preocupação e ruminação à noite, o que ajudará sua "resposta condicionada" na cama. Falaremos a respeito disso no próximo capítulo.

Estratégia 2: Preocupação construtiva

Em uma folha, crie duas colunas, a primeira com o título "Problema" e a outra com o título "Solução". Faça uma lista breve dos problemas atuais que está enfrentando. Concentre-se particularmente nos tópicos dos quais muito provável ruminará à noite. Depois, escreva na outra coluna, o lado da solução, entre um e três passos que poderia dar para resolver cada questão. Em resumo, você está traçando um planejamento para como começar e resolver cada problema.

Nota: você não está criando um plano de como resolver o problema completamente, tampouco está de fato resolvendo-o nesse momento. Esse é seu mapa para como começar: passos de ação que serão executáveis amanhã, ou pelo menos dentro dos próximos dias.

Agora, pegue o papel e dobre-o. Assim que puder, coloque-o ao lado de sua cama e diga a si mesmo, "eu criei um plano para essas coisas para que possa resolvê-las quando estiver em minha melhor condição e mais aguçado do que no meio da noite. Posso esperar para fazer isso até amanhã porque tenho um plano." Pode parecer besteira, mas há algo com relação a esse ritual: prestar testemunho ao fato de que você já dispendeu uma energia focada nesses problemas, de modo que pode agora libertar sua mente do purgatório de ficar quebrando a cabeça a esse respeito durante toda a noite.

Se alguma dessas coisas aparecer para você na hora de dormir, lembre-se disso: "Tenho um plano." Algumas pessoas que atendi chegam até a pegar o papel para senti-lo.

Essa técnica pode ser especialmente útil se você tiver a tendência a acordar no meio da noite para se preocupar. Quantas vezes já tentou resolver as coisas no meio da noite, depois acordou de manhã sem fazer ideia de qual era a solução? Não somos tão cognitivos no meio da noite. Às 3 da madrugada *não* é hora de resolver seus problemas financeiros ou decidir como lidar com um conflito com seu cônjuge. Está desperdiçando seu tempo e encurtando seu sono. Você estará muito melhor no dia seguinte se *não o fizer* e, em vez disso, esperar até o dia seguinte quando tiver energia e capacidade cognitiva.

Solução de problemas

Com os pacientes afetados pela ruminação ou preocupações noturnas, realmente vejo que a prevenção faz uma diferença gigantesca para eles. E é por isso que tal abordagem proativa é o que peço que você tente hoje, e que a acrescente à sua rotina pelo restante desta semana (e espero que por mais tempo, caso funcione). Mas, em geral, há coisas que aparecem no momento que você não teria previsto: preocupações mais profundas ou assuntos que o surpreendem. Como um filme de terror no qual você se preparou para um tipo de monstro, e o que aparece de dentro do guarda-roupa é algo completamente diferente.

Neste caso, há duas coisas que você pode tentar. Uma é o exercício da "observação de trens" que descrevi anteriormente neste capítulo:

visualize-se naquela plataforma, observando os pensamentos chegando e partindo, chegando e partindo.

Ou, se nada funcionar, tente a *distração*. Pense em outra coisa.

Parece simples demais? Bem, pode ser, mas também é científico. Quando você a aplica corretamente, a distração pode ser um auxílio poderoso ao sono para esmagar a ruminação. Veja um motivo pelo qual ela funciona: sua memória de trabalho, que é onde ocorre basicamente todo pensamento, planejamento, imaginação e ruminação não é infinita. Ela tem limites. Você não consegue pensar em 10 coisas ao mesmo tempo. Os neurocientistas descobriram que o número de coisas diferentes em que se consegue pensar ao mesmo tempo são 3. Depois disso, tudo sai do seu radar. Se alguma vez já entrou em algum cômodo e não fazia ideia de por que estava lá, sabe exatamente o que quero dizer. Isso aconteceu porque você começou a pensar em outra coisa e um pensamento levou o outro para a estratosfera.

Então, aqui, estou apenas pedindo que faça isso de propósito. Se estiver acordado, pensando nas coisas que não quer pensar, preencha sua mente com outro balão. A questão é que precisa ser alguma coisa boa. Os especialistas em medicina do sono, em geral, ajudam as pessoas a imaginar coisas vívidas e envolventes: lugares que podem visitar em sua mente que sejam agradáveis ou reconfortantes para elas.

Para usar a visualização de modo a substituir os loops de pensamento, tente isto:

- Comece com um relaxamento progressivo dos músculos. Deite de costas na cama e comece pelo topo de sua cabeça, descendo lentamente pelo corpo, passando por um músculo de cada vez da forma mais precisa que puder até chegar aos dedos dos pés. Tensione cada músculo e, em seguida, relaxe-o. Passe para a próxima área. Tensione e relaxe. Deixe que o peso de seu corpo físico pressione a cama. Em seguida...
- Visualize um lugar que seja sereno para ***você*** (sentado na praia, em uma colina verdejante num dia ensolarado, perto de

um lago, caminhando em meio às árvores e ouvindo um rio). Pode ser um lugar real que conheça de memória ou um lugar inventado.

- Concentre-se nos detalhes sensoriais desse lugar: sons, cheiros, o que você pode tocar e sentir. Leve sua mente de uma sensação para a outra: o som das ondas, o calor da areia sob suas mãos, o cheiro dos pinheiros e a sensação da terra fofa sob seus pés enquanto você caminha na floresta. Seja lá qual for o lugar que escolher, ilustre-o com os cinco sentidos da forma mais detalhada possível.

Fazer isso demanda esforço cognitivo e faz uso de sua capacidade mental. É simples: é incompatível com a ruminação. E concentrar-se nos detalhes sensoriais para recriar a experiência deixa pouco espaço para que sua mente se envolva naqueles pensamentos negativos e ruminativos.

DIA 5

VOCÊ NÃO É UM COMPUTADOR, NÃO PODE SIMPLESMENTE DESLIGAR

Um engenheiro de software vem até o laboratório do sono. Ele quer se livrar dos remédios que está tomando — ele e seus médicos acreditam que se tornou dependente demais. Seu objetivo ao nos procurar é aprender a pegar no sono sema a ajuda deles. Ele também nos conta que está fazendo mestrado em programação de computadores e estuda até a hora de ir dormir. É um homem ocupado! Ele precisa usar cada minuto com sabedoria. Assim, trabalha até a meia-noite, toma seus dois remédios para dormir, desliga o computador, vai para a cama e aguarda que seu cérebro desligue. E… nada acontece.

Geralmente, é só ao redor da 1 hora da madrugada que ele pega no sono, ele me conta, mesmo com a ajuda de um dos medicamentos indutores do sono as "drogas Z" (zolpidem, eszopiclona, zaleplon), que são muito comuns entre aqueles que sofrem de insônia. Às vezes, leva mais tempo ainda. Ele precisa acordar cedo para levar a esposa ao trabalho em um restaurante local às 7h30 da manhã. Então, se ele não pegar no sono rápido o bastante à noite, precisará tirar um cochilo na manhã seguinte. Às vezes, ele se sente tão cansado e fica tão preocupado com relação a quão pouco dormiu que tira um cochilo no carro no estacionamento do trabalho da esposa.

Então, registramos esse rapaz — seu nome é Omar — na clínica como um caso de insônia. Omar nos contou que está cansado, mas tem problemas para pegar no sono à noite. Ele sente tanta necessidade de dormir mais e teme tanto acabar pegando no sono enquanto dirige que decide dormir no carro em um estacionamento. Ao mesmo tempo, porém, ele parece não estar priorizando, de fato, seu sono. Ele trabalha intensamente até o horário em que quer adormecer e, depois, depende dos remédios para conseguir fazê-lo. Mas nem isso está mais funcionando muito, pois ele não deixa nenhum tempo para que seu sistema faça a transição para o sono. Ele supõe que deve desligar de imediato.

Logo de cara, fica muito claro qual é o problema — e provavelmente já está claro para você também. Entretanto, somente o fato de conseguirmos identificar o problema não significa que podemos resolvê-lo com facilidade. Vivemos em uma cultura sob demanda em que o sono se torna a última coisa que riscamos de nossa lista — a última coisa que fazemos quando todo o resto está concluído. Contudo, é o sono que desbloqueia nossa capacidade de fazer o que queremos fazer, de ser quem queremos ser. Sabemos disso, mas a pressão para sair da cultura de estarmos ocupados e produtivos é real. Muitos têm dificuldade para justificar que precisam separar um tempo para o sono — e para se acalmar antes de dormir —, e acabam recorrendo a estratégias mais rápidas (medicamentos) ou têm expectativas irreais sobre como o sono deveria acontecer, como Omar.

Para iniciar o processo de retirada dos medicamentos para dormir e permitir que ele adormecesse de forma natural, eu disse a Omar que, para começar, ele precisaria parar de trabalhar o mais tardar às 23 horas, tomar seus remédios e então desacelerar durante uma hora. Assim, talvez ele conseguisse de fato adormecer por volta da meia-noite e alcançar seu objetivo de seis horas e meia de sono.

"Hum!", exclamou ele, claramente não gostando da ideia. "E se eu tomar meus remédios às 23 horas, mas continuar trabalhando até a meia-noite?..."

"Veja, meu caro", falei, "você trabalha com computadores. Mas não é um computador. Não pode simplesmente desligar seu cérebro e ir dormir."

Na verdade, ele queria burlar o sistema. Queria que houvesse uma forma de "otimizar" todo seu tempo acordado até ir para a cama e desligar. E queria que tal desligamento ocorresse instantaneamente. Mas seu *objetivo* ao vir nos procurar era largar os medicamentos. E essas duas metas eram totalmente incompatíveis.

O que precisávamos para trabalhar com ele — e, honestamente, com a grande maioria das pessoas que vêm à clínica com dificuldades para dormir — era criar o tempo e o ritual necessários para que ele dormisse naturalmente, de uma forma que funcionasse no contexto de sua vida.

Você não pode burlar o sistema

Das pessoas que chegam à nossa clínica, 90% estão tomando algum tipo de medicamento para dormir. Talvez você esteja tomando um. Há pessoas que os tomam quando viajam ou quando precisam garantir que terão uma boa noite de sono porque há algo que exigirá sua atenção total no dia seguinte.

Os soníferos podem ser uma intervenção útil e necessária, mas, como qualquer remédio, há efeitos colaterais e fatores de risco associados ao uso prolongado. Muitas pessoas nos procuram porque o uso dos medicamentos foi além de situações ocasionais ou emergenciais. Muitas começam a temer que não conseguirão mais dormir sem remédios. É comum tentarem parar, de uma só vez, e então terem uma péssima noite de sono, a chamada *insônia rebote*. Isso as envia de volta para os braços de seus medicamentos, resignadas a tomar um comprimido para garantir um sono suficiente para funcionarem. Assim, quando os pacientes chegam à nossa clínica, trazem consigo o objetivo não apenas de melhorar o sono, mas de cortar a dependência dos medicamentos para dormir.

Quando o assunto é pegar no sono à noite, temos muitas coisas contra nós. Vivemos em uma cultura ocupada. Valorizamos o desempenho e a produtividade em detrimento da saúde e do bem-estar — muitas vezes ignorando que essas duas coisas estão, de fato, profundamente vinculadas. Sentimos culpa por reservar um tempo para relaxar, e dessa forma, o descanso não é mais nossa prioridade. Temos uma crença arraigada de que nosso tempo em vigília deve ser "usado" de forma produtiva. Entendemos que o sono é essencial para nossa saúde em longo prazo, porém não o priorizamos em curto prazo, dia após dia. Esperamos que se estivermos cansados o suficiente, o sono simplesmente acontecerá. Esperamos que nosso pensamento e determinação nos farão pegar no sono.

Mas ainda temos muita coisa trabalhando *em nosso favor*. Forças biológicas poderosas funcionam 24 horas por dia: o ritmo circadiano nos pressiona a dormir. Nosso impulso homeostático do sono, aquela "pressão" de sono que se acumulou o dia inteiro, agora nos envolve. Todos os diversos *zeitgebers* ao longo do dia, como quando comemos ou nos exercitamos, vamos trabalhar e voltamos para casa, estão sendo coletados por nosso corpo, pontos de dados que auxiliam na liberação de cortisol ou melatonina e aumentam a adenosina, os hormônios que nos mantêm alerta ou que nos conduzem ao sono. Isso tudo acontece independentemente do que estivermos fazendo. Assim, muitas vezes, o que realmente precisamos é aprender a não atrapalhar a nós mesmos. E isso significa reservar e proteger ferozmente o tempo necessário para fazermos a transição entre a *vigília* e o *sono*.

Como pegar no sono: acionando o interruptor cerebral

Você fica sonolento e se deita na cama. Em algum momento, mergulha no sono, como se estivesse sob a superfície de uma água quentinha e tranquilizante. A sensação é gradual. Contudo, quando examinamos o que está acontecendo a nível neurológico, é uma experiência muito diferente. Na realidade, quando o sono o está embalando, é como se você estivesse descendo uma montanha. Mas então, é transportado para o topo dela novamente. Em seguida, desce a "montanha do sono" de novo. Basicamente, há um período em que você entra e sai do sono. Não é possível estar acordado e dormindo ao mesmo tempo; não existe tal coisa como "meio acordado". É um ou outro. Na neurociência, isso é denominado interruptor cerebral.

Há um equilíbrio delicado entre seus sistemas de estimulação e de sono. Ambos são sistemas neuroquímicos no cérebro: cada um tem uma rede de neurônios associados. No lado da equação relacionado à vigília, temos neurônios que a promovem no tronco encefálico, no hipotálamo e em outros lugares que liberam histamina, dopamina, serotonina e norepinefrina. No lado da equação relacionado ao sono, temos neurônios no núcleo pré-óptico ventrolateral do hipotálamo que liberam GABA (e galanina). Talvez o termo GABA lhe soe familiar, visto que os receptores de GABA são os principais alvos para substâncias como álcool e medicamentos ansiolíticos. Esses dois sistemas são o que chamamos de "reciprocamente inibitórios". Ou seja, quando um está ativo, o outro é suprimido. No momento de "pegar no sono", o que você está de fato sentindo é esses dois sistemas lutando entre si. Um exemplo em que esse interruptor parece estar quebrado é encontrado em pessoas com narcolepsia. Essa é uma condição em que os pacientes apresentam uma sonolência diurna muitas vezes avassaladora e sofrem "ataques" de sono. Tais ataques tendem a acontecer sem qualquer aviso e estão associados a uma perda completa do tônus muscular, chamada cataplexia. A ciência ainda está em desenvolvimento, mas muito desses pacientes não têm os neurônios suficientes de hipocretina/orexina, que promovem a vigília por natureza e servem como um árbitro figurativo na luta entre os sistemas neuroquímicos que promovem a vigília e o sono.

O cérebro adormecido é incrivelmente complexo. Todavia, para nossos propósitos, o que por fim reequilibra a balança são aqueles dois processos de sono sobre os quais temos falado: o impulso homeostático do sono e o ritmo circadiano. Se sua pressão de sono aumentou o suficiente (aquela bexiga está bem cheia e bonita) e seu ritmo circadiano está bem alinhado, você finalmente aciona o interruptor para o modo *dormir* e permanece nesse estado. Uma das maneiras pelas quais isso ocorre é por meio da produção de *melatonina*, muitas vezes chamada de "hormônio do sono".

A melatonina é um hormônio natural produzido pela glândula pineal, que se parece com uma pequena pinha (daí vem seu nome) e se situa bem no meio do cérebro. Outro hormônio produzido principalmente nos núcleos da rafe do cérebro é a *serotonina*, às vezes denominada de hormônio natural da felicidade. O equilíbrio entre os dois hormônios é uma das muitas peças que se movem nesse ciclo contínuo, que o ajuda a adormecer e a acordar todos os dias. E ambos são regulados, até certo ponto, pela *luz*. Quando você abre as cortinas pela manhã e uma onda de luz solar atinge sua retina, as células da retina enviam um sinal para o núcleo supraquiasmático, onde seu "relógio interno" vive. Isso por sua vez, aciona a glândula pineal para interromper a melatonina e, ao mesmo tempo, leva a um aumento na secreção de serotonina. À noite, acontece o inverso: as células da retina processam o escurecimento da luz natural no ambiente e a glândula pineal é notificada para começar a bombear melatonina.

A melatonina não faz você dormir por si só. Ela não é um zolpidem! Mas certamente é uma peça crucial do quebra-cabeça do sono. Por exemplo, ao menos nos ratos, a melatonina inibe os neurônios hipocretina/orexina, que promovem o despertar, levando assim ao sono.[1] Juntamente com a adenosina, a presença de melatonina no cérebro nos permite relaxar e sucumbir ao sono. Imagine aquele interruptor cerebral do qual estamos falando. A melatonina é como um polegar pressionando o lado do *sono*. Sendo assim, o que precisamos considerar são as coisas que você faz nas horas antes de dormir que podem ajudar ou atrapalhar a produção de melatonina.

Produzindo melatonina

Nós não vamos mais para a cama quando o sol se põe — faz muito tempo que isso não é mais uma realidade para os humanos. Somos banhados por luzes artificiais, muitas vezes até o momento em que vamos dormir. Um conselho comum dos especialistas do sono é que você comece a diminuir o nível de exposição à luz duas horas antes de dormir. Provavelmente você também já ouviu muitos conselhos para limitar o uso de televisão, computador e smartphone antes de dormir devido ao *tipo* de luz que esses dispositivos emitem: a luz azul. Com um comprimento menor de onda, a luz azul causa mais impacto nos processos circadianos. Pesquisas mostram que ela pode suprimir a produção de melatonina, assim como o faz a luz solar. Portanto, você pode considerar isso desta forma, basicamente: se está olhando seu celular à noite, seja trabalhando em um e-mail ou relaxando ao assistir a um vídeo, é como estar olhando para um raio de luz solar.[2] A mensagem que seu cérebro está recebendo é *acorde!*

Se pesquisar "higiene do sono" no Google, encontrará um milhão de artigos lhe dizendo para não ter qualquer exposição à luz azul duas horas antes de dormir: nada de TV, telefone ou computador. E veja, eles não estão errados. A melatonina é um fator significativo para o início do sono, então é importante que você saiba disso e limite sua exposição à luz até onde puder. Mas isso não é uma situação do tipo tudo ou nada. Não precisa ficar em um ambiente totalmente escuro ouvindo sons de oceano para preparar seu cérebro e corpo para pegar no sono. Limitar a exposição à luz perto da hora de ir dormir *é* uma boa ideia. É um dos muitos ajustes que você faz e passa a uma configuração que funcione.

Mas sou da opinião que a exposição à luz azul por si só não é o fator que determinará ou não seu sucesso com o sono.

Do meu ponto de vista, de todas as coisas que impactam o sono das pessoas, a questão da luz azul provavelmente um problema menor para a maioria. A indústria que aflorou em torno da limitação da luz azul para preservar o sistema de melatonina pode ser maior do que o problema real. Fui ao meu oftalmologista recentemente e ele queria colocar uma camada roxa em minhas lentes: "é para bloquear a luz azul e isso o ajudará a dormir melhor", disse ele. Eu respondi que não, obrigado. Ele colocou assim mesmo.

Sou cientista do sono — sei exatamente o que acontece quando me deito na cama no escuro olhando o Twitter, e faço isso ainda assim. Sou tão suscetível quanto qualquer um ao loop de estímulo e recompensa das redes sociais e dos aplicativos de smartphone. Às vezes o que você está vendo em seu dispositivo emissor de luz azul *é* de fato relaxante – sempre digo às pessoas que não há problema em assistir à TV à noite, por exemplo. Os sites de conselhos do sono tendem a ter uma linha dura nesse sentido e dizem "nada de telas", porém, veja: nem todo mundo encontrará alívio ao ficar sentado meditando em uma cadeira. Para alguns, esse tipo de coisa aumenta a ansiedade e eles ficam *mais* cientes dos pensamentos incômodos. Talvez o que precisem, de fato, é entrar suavemente em um estado de relaxamento assistindo às reprises de *The Office* ou *Sex and the City* (ou qualquer coisa de que você goste). Todavia, muitas das outras coisas que fazemos no notebook, tablet e telefone podem ser mais problemáticas — mas não apenas devido a luz azul. É porque ficamos muito engajados com elas. O sistema de recompensa em seu cérebro é ativado pelo design dos aplicativos de redes sociais. E ele fica querendo sempre… *mais*.

É isso que o mantém acordado. A luz não está ajudando, é claro. Por mais que tenha uma camada de proteção em seus óculos, se estiver lendo uma notícia mais estressante do que a outra em seu notebook antes de dormir, não conseguirá pegar no sono. Um filtro de luz azul não é uma fórmula mágica. A recomendação de não usar seu telefone ou outros dispositivos é importante, mas sejamos claros quanto ao motivo. Não podemos nos envolver em conteúdos que ativarão nosso sistema nervoso, não importa o tipo de filtro de luz que usamos. Não é a luz que precisamos desligar, é o *engajamento*.

E os suplementos?

Os suplementos para dormir enchem as prateleiras — não apenas a melatonina, mas outros soníferos que não precisam de receita médica, do magnésio à raiz de valeriana e elixires de lavanda. É possível obtê-los na forma de comprimidos ou de goma. Pode comprá-los para seus filhos. Pode pedi-los na Amazon.

Meus colegas e eu recebemos intermináveis perguntas sobre a eficácia desses auxiliares do sono. Porém, recebemos muito mais perguntas relacionadas à maconha. Talvez isso não seja surpresa para você. Nos Estados Unidos, alguns estados estão legalizando a maconha e seu ingrediente ativo, THC, para uso recreacional. Em muitos casos, ela pode ajudar com o sono, embora isso mude conforme a cepa. Por exemplo a cepa sativa tende a deixar as pessoas mais energizadas, enquanto a cepa índica, em geral produz sensações de relaxamento, letargia e sonolência.

Mas o que sabemos, de fato, sobre o THC ou o CBD e sua eficácia para diminuir os problemas com o sono? Infelizmente, não muito. Alguns pequenos experimentos controlados e randomizados que testaram as formulações canabinoides, que incluem o THC e o CBD, sugerem que esses ingredientes podem ser úteis para causar o sono em comparação com um placebo.[3] No entanto, são estudos pequenos e avaliam formulações que não estão prontamente disponíveis para as pessoas por aí. A esperança é que mais pesquisas sejam conduzidas nessa área, visto que, no momento, estamos voando às cegas.

Uma das principais questões quanto aos suplementos para dormir é o efeito placebo: podem simplesmente funcionar porque você acredita que funcionarão. A Dra. Alia Crum, pesquisadora na Universidade

Stanford que se aprofundou muito no estudo de placebos, chama isso de "profecia autorrealizável": em resumo, você toma um comprimido ou um suplemento esperando que o auxilie a dormir, e você consegue relaxar e dormir.

Não obstante, a melatonina sintética (em contraste à *melatonina endógena*, que é o hormônio natural produzido em seu cérebro) é, de fato, o suplemento mais usado tanto por adultos quanto por crianças nos EUA. Quando o assunto é nossa dificuldade cultural para dormir, a melatonina recebe muita atenção. Será que funciona?

Claro, os suplementos de melatonina podem ajudar. São especialmente eficazes para se recuperar de um jet lag, ou quando precisamos mudar rapidamente o relógio circadiano de alguém, porém, funcionam menos para a insônia. Todavia, se as pessoas chegam à clínica do sono e estão tomando melatonina e relatam que está funcionando para elas, eu não digo que parem, pelo menos não de início.

Na clínica, certamente ouvimos pacientes dizendo que a melatonina pode ajudar a trazer a sonolência. Mas o curioso é que quando *retiramos* gradualmente o suplemento, em geral, isso não faz diferença no sono deles. É comum que não percebam a diminuição da dosagem e que durmam igualmente bem quando já nem a tomam.

A boa notícia é que a falta de THC, melatonina ou qualquer suplemento que esteja tomando não é o motivo pelo qual você está tendo dificuldades para dormir. De fato, um enorme motivo que leva as pessoas a terem problemas de sono é a *expectativa* do que significa adormecer. Ir dormir significa deixar-se levar. Pode ser difícil fazer essa transição, especialmente quando você está agarrado à vigilância do dia. Uma das coisas poderosas que nos ajuda a dormir é uma resposta condicionada ao nosso ambiente. É possível que aquilo que os suplementos estão fazendo para as pessoas, em certo sentido, é servir como um símbolo de transição. E é aqui que o ritual de desacelerar entra em cena.

Escolha sua própria aventura para desacelerar

As pessoas que vêm à nossa clínica tendem a ter muitos problemas complicados. Em geral, já esgotaram todos os caminhos mais fáceis para melhorar o sono. Para chegar à nossa clínica, você precisa ter a guia de encaminhamento de um médico e entrar na lista de espera, que infelizmente dura muitos meses. Assim, quando atendemos pessoas com problemas de sono, via de regra, elas estão lutando com isso há muito tempo.

Billie é uma mulher que veio à clínica com insônia. A falta de um ritual eficaz para desacelerar não era seu único problema. Como acontece com todos os nossos pacientes, aplicamos o pacote completo de intervenções, incluindo terapia cognitivo-comportamental para a insônia, estabelecendo um horário consistente para acordar (do qual falamos no dia 1) e o controle de estímulo e restrição de sono (sobre os quais falaremos nos dias 6 e 7!). Porém, nós nos concentramos na criação de um ritual de desaceleração que desse certo para ela, pois, como uma pessoa que se descrevia como do tipo "coruja", era algo contra o que lutava. Sua tendência era simplesmente *não parar.* Um fator complicador era que Billie sofria de enxaquecas severas. Às vezes, quando tinha uma das fortes, acabava passando o dia inteiro na cama. Isso dificultava muito para ela diminuir o ritmo e fazer a transição para o sono naquela noite. Foi necessário trabalhar muito para tentar mudar seu ritmo circadiano para que ela pudesse pegar no sono com maior confiança à noite, mesmo depois de um dia ruim em termos de saúde.

"A atividade de desaceleração mais eficaz será algo de que você goste, mas que também seja relaxante", disse a ela. "Algo lhe veio à mente?"

Ela pensou a respeito. "Sabe, adoro fazer ponto-cruz", respondeu. "É difícil encontrar tempo, mas adoraria fazer mais. E com certeza acho a atividade relaxante."

Ótimo, pensei. *Ponto-cruz parece muito chato — perfeito!*

Quando ela voltou uma semana depois, perguntei como as coisas estavam indo.

"Nossa, terríveis!", informou ela, de maneira bastante alegre. "Estou ficando acordada a noite toda. Acho que na verdade piorou."

Indaguei o que estava acontecendo. De início, ela apenas afirmou que suas tendências "notívagas" estavam levando a melhor. Mas à medida que fui fazendo mais perguntas, descobri que ela estava na verdade varando noites porque havia ficado muito envolvida em seus projetos de ponto-cruz.

"Claro, não estou dormindo", disse ela. "Mas veja todos esses projetos que terminei!"

Ela começou a me mostrar as fotos em seu celular de inúmeras telas com cenas elaboradas.

Suspirei.

No meu caso, o ponto-cruz teria me feito dormir imediatamente. Para Billie, era algo criativo e estimulante. Ela entrou em um fluxo energizante. A última coisa que ela queria fazer após começar era ir para a cama. Como diríamos na clínica do sono, sua "via de recompensa dopaminérgica" estava com sobrecarga: a atividade era simplesmente gratificante demais.

Billie não foi o único caso em que o ritual de desaceleração que recomendei acabou sendo tudo menos relaxante. Já indiquei a leitura, mas para um leitor ávido, isso é um motivo para varar a noite lendo. Já propus meditação, mas os pacientes com ansiedade me disseram que ela só tornava seus pensamentos noturnos intrusivos ainda mais altos. Então, agora, quando converso com as pessoas sobre o que fazer, não indico nenhuma atividade específica. Digo a elas quais são as sensações que estamos tentando alcançar e as sensações que estamos tentando evitar, e peço que elas mesmas encontrem as atividades por si próprias, com o objetivo de permitir que a mente e o corpo relaxem, deixando a porta aberta para que o sono entre.

Depois da tentativa fracassada de desacelerar com Billie, desenhei um diagrama simples no quadro branco para ela:

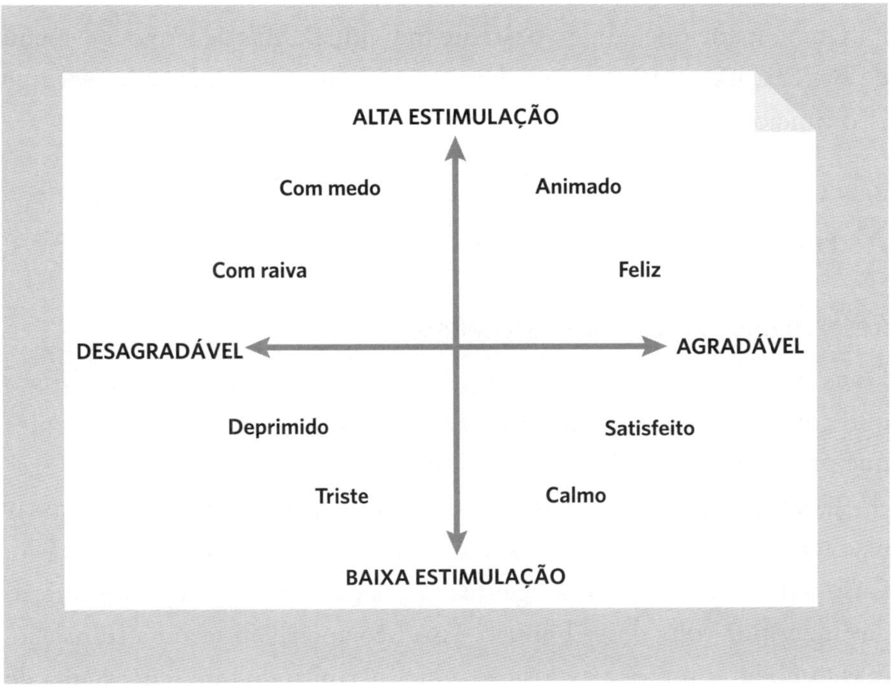

No topo do diagrama, você verá nossos estados de "alta estimulação"; a parte de baixo representa os estados de "baixa estimulação". Alta energia em cima, baixa energia embaixo. Enquanto isso, os lados esquerdo e direito captam emoções agradáveis e desagradáveis. Faça um corte longitudinal e poderá mapear qualquer um dos diversos estados em que podemos nos encontrar fisiologicamente ao longo do dia devido a inúmeros fatores dinâmicos em nosso ambiente e mundo interior. "Animado" e "calmo" são emoções positivas, mas em lados opostos do espectro de estimulação. "Triste" e "calmo", por outro lado, são ambos de baixa estimulação, mas em lados opostos do espectro emocional. A baixa estimulação não é ideal se você estiver triste e buscando consolo em seu chá de camomila. O ponto ideal é naquele canto inferior direito, de *baixa estimulação positiva*: calmo, grato, tranquilo, satisfeito. Qualquer coisa que faça você chegar nesse estado receberá meu selo de aprovação.

Como mencionei, é algo bastante individual. Mas dentro desse menu de opções, há algumas regras básicas que precisa seguir se quiser que isso funcione.

As regras

Reserve duas horas para desacelerar

Duas horas antes de seu horário de dormir (ou o mais próximo disso que conseguir) ative o modo desaceleração. Digo aos meus pacientes que programem um alarme com o horário-alvo para que possam fazê-lo acontecer. É fácil ficar absorvido com as atividades e deixar passar esse tempo limite. Diga a seus assistentes Siri ou Alexa para alertá-lo. Caso tenha iluminação inteligente em sua casa, programe a diminuição das luzes por volta desse horário. Isso não apenas indicará a transição, mas também limitará a exposição à luz, permitindo que seu sistema de melatonina comece a trabalhar. Quando você perceber que está na hora de desacelerar, usando seja lá qual for o tipo de alerta ou alarme que escolher, há alguns itens importantíssimos que você precisa parar de fazer imediatamente, e que estão esboçados a seguir.

Interrompa o trabalho

Esse é um fator determinante. Não importa o quanto você ame seu trabalho — ele nunca será de utilidade durante sua janela de desaceleração. Qualquer tipo de trabalho o manterá, na melhor das hipóteses, no setor de alta estimulação positiva, senão no setor de alta estimulação negativa (gosto do meu trabalho, mas quando fico acordado até tarde mexendo com e-mails e fazendo contas, começo definitivamente a entrar no canto negativo de alta estimulação de nosso gráfico).

Veja bem, caso precise ir até altas horas trabalhando de vez em quando, tudo bem. É a vida. Passei por isso recentemente no laboratório porque estávamos fazendo um estudo sobre o sono em que eu precisava monitorar a pessoa dormindo a noite toda. Mas quando o sol nasceu, eu estava tão agitado que pulei da cadeira quando o capuz do meu próprio moletom me assustou.

Se você trabalha regularmente até tarde da noite, sente-se muito mal e tem problemas para dormir, então, bem, seu problema é o trabalho, e é provavelmente algo que terá de enfrentar algum dia para conseguir mudar. Mas, muitas vezes, o que estamos tentando espremer para dentro do horário noturno poderia ser realizado melhor no dia seguinte, quando estamos mais descansados e concentrados. Ou então, não é algo tão crucial assim que justifique comprometer sua saúde. Dê um passo atrás e pergunte a si mesmo: isso realmente precisa ser feito *hoje à noite*? Quais são as consequências? Há tarefas que podem ser postergadas para proteger meu horário de dormir? Obter uma perspectiva assim ajuda muito.

Deixe as redes sociais

Muitos insistem que as redes sociais são relaxantes. Sinto muito, não são. Mas admitamos que, para muitos de nós, o smartphone é a última coisa que colocamos de lado à noite e a primeira que pegamos pela manhã. Eu entendo — sucumbo a isso também, mas realmente procuro não o usar à noite porque sei como faz mal para meu sono.

O telefone, de fato, se torna um problema para as pessoas — uma das coisas mais proveitosas que se pode fazer nas horas antes de dormir é deixar seu telefone longe de você. Deixe-o carregando em outro cômodo. Estudos têm demonstrado que ter o celular por perto, impacta sua atenção e seus processos cognitivos.[4]

Há pouca margem neste caso: se estiver conversando com familiares ou com amigos de quem realmente gosta, que vivem longe, gastar um tempo nas redes sociais pode ser uma ótima forma de ficar mais tranquilo e começar a se sentir melhor com relação ao mundo. Mas você precisa ter cuidado. Esses aplicativos foram projetados para captar e manter sua atenção — é difícil se livrar deles, mesmo quando se percebe que estão causando um efeito negativo. E mesmo se o efeito não for negativo, tais aplicativos ainda podem trabalhar poderosamente contra o sono: foi demonstrado que as redes sociais causam picos de dopamina no cérebro.[5] Assim, se estiver navegando nas redes sociais e fazendo muitas comparações (*a vida dessa pessoa parece melhor do que a minha*) ou se atualizando com as notícias (não sei quanto a você, mas a maioria das notícias urgentes ultimamente não diminuem meus níveis de estimulação) precisará parar. Você poderá se atualizar com as notícias em outro momento, poderá fazer sua dose diária de rolar infinitamente com notícias ruins pela manhã; aqueles vídeos hilários no TikTok não irão a lugar nenhum (a internet é para sempre!). E quanto à comparação, lembre-se apenas se de que ninguém tem uma vida perfeita e o que vemos no Instagram é cuidadosamente selecionado.

Então, claro: envie mensagens a alguns amigos, coloque coraçõezinhos em suas publicações e curta as fotos de seus bebês lambuzados com molho de espaguete. Porém, desconecte-se logo em seguida. Não permita que isso sugue todo seu tempo. Em resumo: você precisa se desconectar.

Pare de beber

Há uma tática de relaxamento comumente usada que deixa as pessoas universalmente apatetadas. Odeio ter que dar a notícia a vocês, notívagos entusiastas, mas é o *álcool*.

Honestamente, o álcool parece ser uma ótima forma de relaxamento. Ele o tranquiliza. É calmante. Usado com moderação, tende a deixá-lo naquele canto de baixa estimulação/emoções positivas do gráfico. O álcool é um soporífero — auxilia as pessoas a relaxar e pode ajudá-las a pegar no sono, e é por isso que uma em cada dez pessoas acaba recorrendo a ele como um auxílio ao sono. Não é à toa que as vendas de produtos alcoólicos aumentaram 20% durante os seis primeiros meses da pandemia de Covid-19.[6] É como tomar um zolpidem... só que não funciona tão bem. Na verdade, causa efeitos negativos.

O álcool é um depressor do sistema nervoso central: basicamente, ele diminui as atividades cerebrais. É uma pequena molécula que, uma vez consumida, entra na corrente sanguínea e pode atravessar as barreiras e afetar o cérebro. Então, ele se vincula aos seus receptores GABA, que causam sensações de relaxamento e sonolência. Parece eficaz, certo? Bem, aqui está o problema: horas depois de a festa ter terminado, quando já pegou no sono, o álcool desaparece. A capacidade de seus receptores GABA de produzir relaxamento e sono é interrompida. Você entra em uma fase mais leve de sono ou até acorda completamente e percebe que está virando-se de um lado para outro no escuro.

O álcool afeta sua estrutura de sono ao suprimir o sono REM. Tipicamente, caso se recorde, você passa por algo em torno de 4 a 6 ciclos de sono ao longo de uma noite, cada um com um segmento de REM, ou sono com movimento rápido dos olhos — quando sonha.

O álcool acaba suprimindo o REM na primeira metade da noite, então você obtém um período desproporcionalmente longo de sono profundo no início da noite. Logo, na segunda metade, quando o álcool começa a desaparecer, você tem um "rebote de REM" para compensar o que foi suprimido. As consequências disso: juntamente com o desaparecimento da atividade do receptor GABA, é que as pessoas têm um sono fragmentado. Elas acordam muito na segunda parte da noite. O sono obtido não parece tão restaurador. Felizmente, isso não é permanente para a vasta maioria de nós. Contudo, no alcoolismo crônico, pode mudar o cérebro ao ponto de que, mesmo parando de beber, seu sono talvez nunca mais seja o mesmo.

Portanto... você ainda pode beber? Claro! Não sou a polícia da diversão (embora meus pacientes tenham insistido no contrário às vezes). Sob uma perspectiva do sono, a questão pode se resumir apenas ao horário, e, é claro, à quantidade — saiba que o exagero pode muito bem ter consequências no sono. Beba pouco, beba cedo. Se quiser adotar o estilo europeu, tome sua taça de vinho no almoço. Se alguém ficar olhando de forma desconfiada para você, apenas diga que isso é conselho de um cientista do sono. Ou então, certifique-se de que seu vinho, cerveja ou drinque do happy hour seja consumido bem antes de sua hora de desacelerar. O álcool é metabolizado numa taxa que muito provável não fará muita diferença em seu sono caso beba uma dose várias horas antes de dormir (ao redor de 3). O problema são as saideiras muito tarde, o uso exagerado e se está consumindo-o *para pegar no sono.*

Portanto, nesta semana: nada de álcool, pelo menos até 3 horas antes de ir dormir. E, caso aceite, gostaria de oferecer um desafio extra: nada de álcool mesmo.

Tente. Veja se faz alguma diferença em seu sono. Temos uma capacidade incrível de fazer nosso próprio experimento científico sobre o sono. Você está em plena coleta de dados sobre si: por que não conseguir alguns dados a mais? Talvez perceba que isso faz uma diferença enorme... ou que não muda nada. De qualquer maneira, vale a pena descobrir.

Ideias para um ótimo ritual de desaceleração

O objetivo de interromper tudo o que mencionei é que você se desconecta do dia, dando a si próprio a oportunidade de dissipar o estímulo cognitivo. Realmente, não é algo que possa apressar — precisa deixar acontecer.

Novamente, é um processo individual e você escolhe o que funciona. No entanto, há algumas atividades mais poderosas de desaceleração que tendem a funcionar para todos. Em resumo:

- **Tome um banho de chuveiro ou de banheira.** Não é sua imaginação lhe dizendo que isso ajuda com o sono. Um banho quente ajuda, pois facilita o resfriamento da temperatura corporal central, que é uma das coisas que acontece à medida que você fica sonolento. A água quente ajuda na termorregulação natural: seu corpo se aquece, e quando você sai do banho, a água evapora de sua pele e esfria o corpo mais rapidamente, sinalizando ao seu cérebro que está na hora de dormir. Pode ainda ser um sinal poderoso: um ritual que indica ao seu corpo que o horário de dormir está chegando. É relaxante, deixa as pessoas com uma sensação de limpeza que as ajuda a relaxar e a deixar-se levar e marca claramente uma transição de "estar alerta" para "descansar".

- **Leia ou assista à TV.** Sempre dou essa opção às pessoas, por mais que livros e sites digam o contrário. Constantemente atendo indivíduos que receberam o conselho de que assistir à TV estava fora de questão, e eles dizem, "foi muito torturante e me causou muita ansiedade ficar sentado na sala só com meus pensamentos tentando relaxar!". Livros são ótimos, mas nem todos são leitores. Uma ressalva: isso não é uma desculpa para começar a assistir sem parar alguma série que está muito animado para ver. *Animado* é o que não queremos, lembra-se? Séries que você já viu ou que são mais tranquilas e que não o farão querer ver um episódio após o outro é o que queremos. Nota importante: se escolher ler ou assistir à TV como sua atividade de desaceleração, *não faça isso na cama* (falaremos sobre isso no próximo capítulo).
- **Exercite a respiração profunda.** A respiração pode engajar o sistema nervoso parassimpático — também chamado de sistema de "descansar e digerir". Para pegar no sono, precisamos desligar nossa resposta de luta ou fuga. Qualquer coisa que enfraqueça o sistema nervoso simpático (resposta de estresse) e fortaleça o parassimpático (relaxamento e conexão) dará certo aqui. Há evidências de que certos tipos de respiração "ativam" o braço parassimpático do sistema nervoso. Um exercício popular é chamado de Respiração Ressonante por Frequência (RFB). A frequência cardíaca e a respiração tendem a estar em sincronia, ou em ressonância, ao redor de 6 respirações por minuto (na realidade, 5,5 respirações/minuto). O objetivo aqui é fazer respirações lentas usando a barriga, inspirando pelo nariz por cerca de 5 segundos e exalando, seja pelo nariz ou pelos lábios franzidos, por outros cinco segundos.

Essas são apenas algumas das minhas preferidas. Se você tiver duas horas — faça as três! Ou escolha outra a partir das opções que ofereço aos meus pacientes:

- Diminuir as luzes
- Meditar à noite
- Escrever um diário de agradecimento
- Assistir a uma série ou a um filme
- Ler
- Tomar um banho quente
- Sentar-se lá fora e observar as estrelas
- Ouvir a um podcast
- Qualquer coisa que o faça sentir-se positivo

Customize sua própria lista

Tire um momento agora para pensar sobre os tipos de atividades que funcionariam para *você* desacelerar hoje à noite. Às vezes também é instrutivo identificar quais atividades talvez *não* funcionem. Pode ser que as coisas que normalmente aparecem em uma lista de maneiras de relaxar antes de dormir não causem efeito em você (lembre-se de Billie e seu ponto-cruz!). Use o gráfico a seguir para mapear as atividades que você costuma fazer à noite e seja realista quanto ao seu posicionamento real nos quadrantes. Por exemplo, "trabalho" muito provável estaria no quadrante superior de alta estimulação, mas dependendo do trabalho e de seu humor, pode ir tanto para o lado desagradável quanto para o agradável! "Tomar um banho relaxante" provavelmente seria classificado como de baixa estimulação/agradável. O que vai no quadrante baixa estimulação/positivo para você, pessoalmente? Escreva o máximo possível de ideias que tiver.

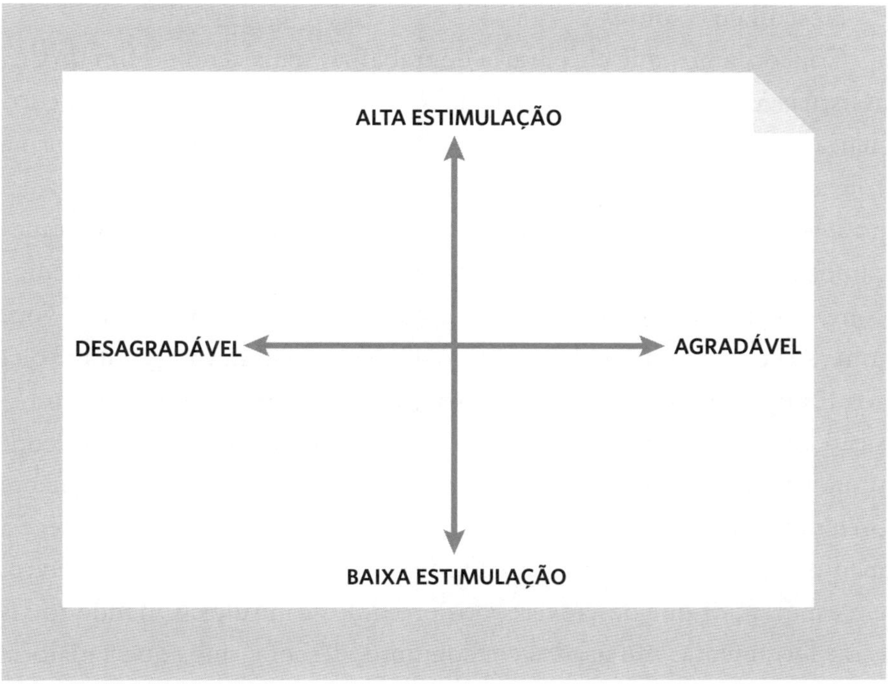

Você não pode ter tudo... mas pode ter a coisa mais importante

A questão da desaceleração não tem a ver especificamente com o que você faz, mas sim de encontrar tempo. O mais importante é: não dá para ter tudo. Você não conseguirá ficar totalmente no quadrante da direita até quando quiser, e então desligar e ter uma ótima noite de sono. É uma coisa ou outra.

Com Omar, o programador que mencionei no início deste capítulo, finalmente conseguimos uma programação que funcionou. Ele dizia que não tinha tempo para desacelerar. Respondi, “crie esse tempo ou você não atingirá seu objetivo de largar os remédios e dormir bem”.

Ele simplesmente tinha que escolher o que era mais importante para ele.

E escolheu o sono.

Concordamos que ele pararia de trabalhar mais cedo no fim do dia, assistiria à Netflix (*não* em sua cama — mais sobre isso amanhã) e tomaria seus remédios às 23 horas. Ele conseguia adormecer, de forma consistente, por volta da meia-noite, e podia acordar para levar sua esposa ao trabalho sem se estressar com o sono perdido. Depois, começamos a diminuir a medicação. Quando reduzimos o uso de remédios como zolpidem, fazemos em uma progressão de dia sim, dia não: você toma sua dose habitual de 10mg e no dia seguinte toma 5mg; então volta aos 10mg, e de novo aos 5mg. Se isso funcionar, passamos a fazer a transição alternando entre 5mg e 2,5mg... e assim por diante. Apenas continuamos quando as pessoas relatam estar se sentindo bem. Raramente precisamos retroceder. Normalmente, essa redução gradual acontece à medida que o paciente incorpora todas as técnicas descritas neste livro, em especial, as que descreverei nos próximos capítulos. Quando todas essas ferramentas são usadas em conjunto, descobrirmos que a maioria dos pacientes nem percebe a diminuição da dose. Eles estão retomando sua habilidade natural para adormecer.

Para a maioria daqueles que lutam contra a insônia, o maior desafio é comportamental. Temos o hábito de trabalhar até tarde. É rotina navegar pelas redes sociais. Temos crenças arraigadas de que devemos estar ocupados e ser produtivos. Quando o alarme para desacelerar toca, nosso instinto é racionalizar e dizer, "hoje à noite preciso continuar trabalhando (ou fazendo *x*), é muito importante". Assim, quando nosso telefone indicar que chegou o momento de relaxar hoje à noite, e todas as noites desta semana, quero que você lembre a si próprio de que esse momento de desaceleração está a serviço de um sono melhor. E com um sono melhor, terá melhor aprendizado, criatividade, atenção e memória. Você conseguirá alternar entre tarefas com mais facilidade e eficiência. Terá uma melhor regulação emocional.

As pessoas que dormem bem têm relacionamentos melhores com seus cônjuges. O sono regula seu metabolismo — aqueles que dormem pouco ao longo de um longo período de tempo ganham mais peso e anseiam por alimentos menos nutritivos.[7] Há estudos fascinantes sobre sono e liderança e como ele afeta o quão bem você trata seus funcionários e o quão empático e colaborativo você é.[8]

Considere uma perspectiva ampla. Manter um nível sólido de saúde do sono o ajudará muito mais em longo prazo do que qualquer problema imediato que esteja pressionando-o neste momento. É um investimento muito melhor no bem-estar e saúde proteger seu sono ao invés de estar sempre apagando incêndios em sua vida e tratando a *vida* e o *sono* como se fossem duas coisas separadas. Grande parte da vida acontece enquanto você dorme — todo tipo de restauração e preparação para as horas do dia. Temos uma infeliz compartimentalização entre sono e vida, mas eles estão interconectados, sendo ambos parte da mesma experiência.

E: continue priorizando essa desaceleração, mesmo que, nem sempre ele leve à mais maravilhosa das noites de sono. Provavelmente, você ainda terá dificuldades para dormir algumas noites. Nenhum de nós jamais tem a garantia de um sono perfeito, não importa o quão impecavelmente nos preparemos. Mas, se mantiver tais práticas, seu sono *melhorará* gradualmente. Se permanecer com elas, mesmo quando tiver uma noite ruim, seu sono será melhor e sua vida será melhor.

PRÁTICA DE HOJE

DESACELERE E DESLIGUE

Conheça as regras básicas

Tenha em mente a primeira instrução importante: comece a desacelerar *pelo menos* duas horas antes de dormir! Sem exceções nesta semana. Se estiver trabalhando em seu sono e quiser ver melhorias, isso é essencial. E, segundo: não faça sua desaceleração na cama. Falaremos mais do porquê disso no próximo capítulo, mas, por ora, saiba apenas que passar muito tempo na cama antes de dormir pode atrapalhar seu sono posteriormente.

Use um alarme

Você precisa de um alarme para indicar seu ritual de desaceleração, assim como precisa de um para acordar. Quando tocar, *evite adiar*! Pare o que estiver fazendo. Caso ajude, volte a esta página e lembre a si mesmo por que precisa...

Priorize isto

É assim que você poderá ser criativo, produtivo, perspicaz e *emocionalmente* inteligente. Não agora, quando está cognitivamente esgotado, mas amanhã. Deixe para ficar acordado até tarde ou varar a noite trabalhando para ocasiões raras, quando isso for real e verdadeiramente crucial. (Caso isso seja uma necessidade frequente para você permita-me dizer-lhe que, como clínico que já viu o impacto da falta de sono na saúde das pessoas, até mesmo nas células do sistema imunológico, que está na hora de mudar.)

Escolha sua poção!

Como aprendemos neste capítulo, pode ser que nem todo tipo de ritual de desaceleração funcione para *você*. Escolha uma das opções que vimos ou crie uma ideia a partir do gráfico que completou — apenas tenha em mente que estamos buscando atividades que o colocam naquele lindo quadrante ideal: agradável, calmo e com baixa estimulação. Você tem duas horas para preencher. O que vai escolher? Vá em frente e relaxe!

Solução de problemas

Se ainda estiver agitado ao término de sua desaceleração...

Duas coisas a considerar se este for o caso. Número um, preste atenção ao seu corpo. Já atendi pessoas que ficam alheias a seus sinais de sonolência. Já faz tanto tempo que não se permitem prestar atenção neles que perderam a noção de como são e como os sentem. Além disso, as pessoas têm uma ideia de que há uma "janela de tempo" específica em que precisam estar na cama. E elas se guiam por isso, em vez de realmente se concentrarem em seu corpo.

Tive uma paciente que realmente percebia que estava ficando sonolenta, mas que continuava "se pressionando" para completar as duas horas de desaceleração. Não faça isso! Parte do processo de desacelerar é prestar atenção aos seus sentidos (outro grande motivo para não fazer nada muito envolvente, como assistir a uma nova série ou acessar as redes sociais — você fica absorvido e não consegue mais prestar atenção em seu corpo).

Por fim, caso o ritual de desaceleração não esteja funcionando como uma mágica para você, não desista. É necessário um pouco de *repetição* para que seu corpo aprenda a considerar a desaceleração como um sinal para o sono. A prática de amanhã abordará esse assunto de frente.

DIA 6
(RE)TREINE SEU CÉREBRO

Hoje é o dia em que você começará a treinar a si próprio, como a um cão de estimação. Na verdade, como o cachorro de Pavlov.

Na década de 1890, o fisiologista russo Ivan Pavlov estava estudando os reflexos condicionados em animais: as respostas físicas instintivas que temos a determinados estímulos. Quando a comida é apresentada a um animal, ele salivará em resposta. Pavlov queria estudar a secreção de diversos fluidos em todo o sistema gastrointestinal resultante do ato de comer, então inseria um tubinho para coletar saliva na bochecha do cachorro. Quando o cachorro era alimentado, um assistente monitorava e mensurava a saliva. Mas, ele percebeu algo. Os cães não salivavam em resposta à comida sendo colocada à sua frente, como poderíamos esperar de um reflexo condicionado. Eles salivavam ao som dos pés do assistente caminhando para trazer a comida. Haviam aprendido a associar de maneira muito forte os passos no corredor com a comida que receberiam — tanto que suas bocas salivavam quando ouviam o som dos passos do lado de fora da porta, não importando se a pessoa estava ou não trazendo comida.

Pavlov fez mais experimentos, treinando rapidamente os cachorros para que salivassem em resposta aos cliques de um metrônomo e, em seguida, a um sino. Ele descobriu que, desde que apresentasse os dois estímulos aos cães (a comida e o som) com uma proximidade suficiente de tempo, eles criariam rapidamente uma associação entre as duas coisas. Ele denominou isso de "resposta condicionada": o estímulo previamente neutro (sino) não significava nada para os cães, mas depois de condicioná-los, passaram a ter uma nova resposta instintiva ao som.[1]

A chave para o "condicionamento clássico" e a resposta condicionada é que ela vincula um gatilho a uma resposta fisiológica já existente. O corpo tem todos os tipos de respostas condicionadas a diversos gatilhos ao longo do dia. Já falamos sobre alguns: por exemplo, com um horário constante e estável para acordar, seu corpo produzirá cortisol *antecipando-se* a esse horário. Alguns outros: quando você bebe um copo d'água, sua sede é eliminada de imediato, muito antes de ela ter sido processada em seu sistema e acrescentada aos seus fluidos corporais. Quando você toma um gole de café, pode sentir-se imediatamente mais disposto, muito embora essa cafeína ainda tenha um longo caminho a percorrer antes que toda a química afete seu cérebro. E isso acontece o tempo todo... esteja você ciente disso ou não.

Você é o cão de Pavlov

É comum não valorizarmos a importância de nosso ambiente e rotina. Nosso entorno se torna algo natural, e nossas rotinas diárias são, em geral, moldadas por forças que estão fora de nosso controle e às quais nos adaptamos: agendas de trabalho, horários de escola, locomoção, os ritmos e demandas das comunidades onde vivemos. Em meio a tudo isso, o cérebro está recebendo informações constantemente e dizendo ao corpo como ele deveria usar seus recursos metabólicos. Seu cérebro quer que seu corpo seja eficiente. Ele quer otimizar. Assim, ele desenvolve a heurística, ou os atalhos baseados em comportamentos repetidos.

Antes de a pandemia destruir rotinas em quase todos os lugares, eu costumava chegar em casa vindo do laboratório no mesmo horário todas as noites: bem na hora do jantar. Então, de repente, tudo mudou.

Não era mais possível que todos estivessem juntos no laboratório, assim, nossos horários tiveram que se adaptar. Eu passei a chegar à minha casa tarde da noite ou no meio da tarde. Mas assim que minha mão tocava a maçaneta de nosso apartamento, sentia fome. Não importava o horário em que eu chegasse em casa — meu corpo tinha uma resposta condicionada à porta do meu apartamento. Girar aquela maçaneta significava que era hora de comer. Podia ser às 2 da madrugada depois de um longo turno, e já tendo comido — a resposta condicionada de meu corpo era: "Rápido! Comece a produzir insulina!".

O mesmo se aplica à sua cama. Ela pode ser um estímulo poderoso ao sono, *se* seu corpo estiver condicionado a responder de tal forma. Para as pessoas que não têm problemas para dormir, o processo é suave: antes de irem para a cama, seu ritmo circadiano está exatamente onde deve estar. A pressão do sono está alta. E o ato de ir à cama por si só é como um martelo que cai, proporcionando a quantidade final de peso e pressão que lhes permite pegar no sono no mesmo instante.

Infelizmente, para aqueles com dificuldades para dormir, o que ocorre, em geral, é que desenvolveram a resposta condicionada *oposta* à sua cama.

O lado sombrio da resposta condicionada

"Sabe como é, Dr. Prather, eu estava realmente sonolento, daí fui para a cama e meu cérebro despertou!"

Ouço isso o tempo todo na clínica. Quando as pessoas têm problemas crônicos com o sono, é muito comum elas já terem estabelecido uma resposta condicionada à cama que é exatamente o oposto do que queremos. Elas descrevem sentir-se como se "o interruptor fosse ligado" assim que deitam nela: de repente, estão alertas. Isso é denominado *estímulo condicionado*: a cama em si se tornou um gatilho para uma mente ativa e agitada. E é 100% porque seu corpo está agora confuso.

Ele passou muito tempo acordado na cama, temendo o sono, tentando dormir, tendo dificuldades, pensamentos ansiosos e angústia. Esse condicionamento é muito poderoso — tão poderoso quanto o sino que fez a boca do cachorro salivar sob comando.

Sua resposta condicionada está agora *contra* o sono. Assim, a primeira coisa que precisamos fazer é quebrar esse condicionamento. Precisamos eliminar a associação entre a vigília ansiosa e a cama.

Quebrando o estímulo condicionado

Os cães de Pavlov associavam o som do sino tão fortemente à chegada da comida que seus corpos davam início ao processo digestivo assim que o ouviam tocar. Mas quebrar essa resposta condicionada, Pavlov descobriu, era também muito fácil, contanto que houvesse consistência. Era só tocar o sino várias vezes e não oferecer comida que, muito rapidamente, a resposta condicionada desapareceria. Os cachorros ouviam o sino, mas não reagiam. O cérebro e o corpo aprenderam e se adaptaram: o estímulo e a resposta foram desvinculados um do outro novamente.

Iniciamos esta semana com a instrução número 1 que dou às pessoas que querem melhorar seu sono: estabilize seu horário de acordar e mantenha-o. A número 2 é a seguinte: *não vá para a cama a menos que esteja sonolento e se não conseguir dormir, levante-se*. Essas duas estratégias juntas são, em minha experiência como cientista do sono, um golpe duplo, duas das mudanças mais poderosas que podemos fazer para nos ajudar a dormir melhor. Quando você sai da cama quando não consegue dormir, começa a quebrar a associação que seu corpo fez entre *estar na cama* e *estar alerta*. Seu corpo aprendeu tal resposta, ele pode desaprendê-la.

Essa resposta condicionada, que *cama* equivale a *acordado e ansioso*, está na base da maior parte da insônia. Em parte, porque a solução parece muito contraintuitiva. A ideia da resposta condicionada faz sentido para as pessoas quando eu a explico, claro. Mas quando chega de fato o momento de *sair da cama*, tarde da noite e no escuro, aí é outra história.

Até mesmo meus pacientes que têm a pior das insônias, que querem desesperadamente dormir melhor, mostram resistência a essa tática, muito embora seja uma das ferramentas mais poderosas na caixa de ferramentas do bom sono. Sendo assim, quero explicar alguns dos principais pontos de preocupação quanto a esse método.

As pessoas dizem: "É um saco me levantar à noite!"

Claro, com certeza é desagradável ter que sair de sua cama quentinha e agradável. Mas, de verdade, não há nada que possa substituir esse ato no sentido de ensinar seu corpo a dormir.

As pessoas dizem: "Fico ainda mais desperto se me levanto e me movimento."

Acredite, isso não acontece. Você já está desperto. Tudo o que está fazendo ao permanecer na cama é reforçar a associação entre estar deitado e permanecer acordado. Você está ensinando seu corpo a responder à cama com alerta e vigília. Parece contraintuitivo — pode parecer que levantar-se é como desistir. Mas ao passar por um período de descondicionar seu estímulo aprendido, é exatamente a coisa certa a fazer.

As pessoas dizem: "Conseguirei adormecer se puder refletir sobre esse problema."

Quando não conseguimos pegar no sono, ou acordamos no meio da noite, ficamos suscetíveis a pensamentos ansiosos e ao loop de ruminação. Certamente, podemos tentar algumas das táticas que analisamos anteriormente, como "observação de trens" e distração, mas se esses padrões de pensamento estiverem acontecendo juntamente com o estímulo condicionado, será como nadar contra a corrente — e talvez você não consiga.

Isso se torna um dos motivos pelo quais as pessoas ficam na cama por muito mais tempo do que deveriam: acabam tentando "entender o raciocínio" do porquê estão tendo pensamentos ansiosos, ou o que podem fazer quanto às suas preocupações. Faz sentido como um impulso (somos resolvedores incessantes de problemas), mas é difícil lidar com esse tipo de assunto no meio da noite, quando já estamos sobrecarregados. É por isso que tentamos *tirar* esse tipo de pensamento do período noturno e agendá-lo para um horário programado no dia seguinte, como vimos no capítulo anterior.

As pessoas dizem: "Se me levantar agora, isso só piorará as coisas amanhã."

Isso é provavelmente a coisa mais difícil de superar. É fácil começar a criar uma catástrofe quanto ao sono que estamos perdendo enquanto trabalhamos nele. No meio da noite, quando você está na situação mais vulnerável, tudo parece extremo, ainda mais se está com déficit de sono. Observar o relógio espremer nosso potencial tempo de sono, deixando-o cada vez menor, nos deixa dominados por pensamentos extremos em relação a como nos sentiremos amanhã se não pegarmos no sono *agora*.

Vou me sentir terrível.

Não conseguirei manter os olhos abertos durante o dia inteiro.

Irei mal na entrevista de emprego caso não consiga pegar no sono em 5 minutos.

É irônico: muitas vezes, a coisa que realmente atrapalha o sono é esse sentimento de *urgência* para adormecemos, sustentado por todas as consequências que imaginamos que ocorrerão no dia seguinte. Sim, perder o sono tem consequências, como já vimos. Mas as ramificações de algumas noites mal dormidas quase nunca são tão ruins como imaginamos. Esses tipos de pensamento são excelentes para prolongar nossa incapacidade de adormecer, e eles simplesmente não são precisos.

Uma de minhas pacientes atuais, Jasmine, é uma jovem muito motivada. Até recentemente, ela tinha um cargo corporativo de grande poder. Ela trabalhava por muitas e exigentes horas, mas adorava se sobressair nesse mundo. Então, teve um derrame.

Ela está recuperada, mas tem sido complicado. O derrame a afastou do trabalho e da trajetória em que estava. Ela perdeu o rumo profissional, o que, em seu caso, é uma preocupação e um estresse enormes. Continua a se reabilitar, e parte disso é reaprender a dormir. Alguns dos tratamentos pelos quais ela passou envolviam medicamentos que podem quebrar os ritmos circadianos e causar problemas para dormir. Algo assim pode colocar qualquer um no caminho do estímulo condicionado, visto que muito tempo é passado na cama tentando dormir e não conseguindo. E, para Jasmine, que sente que muito está em jogo em cada reunião no Zoom e em cada telefonema, pode ser difícil evitar esses pensamentos de ansiedade que tornam o sono ainda mais esquivo.

Sendo assim, passei muito tempo fazendo "registros de pensamentos" — ela escreve tudo que está pensando no meio da noite e depois analisamos as evidências de como ela se sentiu e se desempenhou no dia seguinte. Isso torna um pouco mais fácil perceber que esses pensamentos geralmente não estão corretos. Nossos pensamentos moldam nossas emoções, e assim, caso estivermos sendo tiranizados pelas crenças falsas no meio da noite, está na hora de quebrar esses mitos que estamos contando a nós mesmos.

É muito mais difícil que pensamentos como esses dominem nossas noites quando podemos olhar os dados e dizer: "Ei, na verdade, não foi tão ruim assim!". Quando revemos os registros de pensamentos com os pacientes na clínica, procuramos ser o mais detalhistas possível: o que é verdade e o que não é verdade quanto a esse pensamento? É um pensamento útil? Quais são as evidências a favor *e contra* essas ideias?

Jasmine descobriu que, embora não estivesse em suas melhores condições depois de uma noite ruim de sono, nenhuma das coisas terríveis que ela imaginou aconteceu. Ninguém percebeu ou fez comentários em relação a ela ter um mal desempenho no trabalho. Ela conseguiu realizar todas as coisas essenciais. Descobriu ainda que, às vezes, mesmo quando *tinha* uma boa noite de sono, seu dia no trabalho também não era maravilhoso. Assim, seu desempenho profissional não estava tão vinculado ao seu sono quanto ela acreditava. O simples fato de conseguir abrir mão de um pouco dessa ansiedade para dormir a ajudou a ter um pouco mais de paz à noite.

Atualmente, está trabalhando como consultora, tentando voltar, aos poucos, à sua área de atuação. Contudo, grande parte da consultoria que ela presta é de alto risco, envolvendo grandes fusões. Recentemente, ela tinha uma reunião importante no dia seguinte e não conseguiu dormir à noite. Quando me relatou isso posteriormente, sua avaliação foi a de que não dormiu "nada".

Ela teve que enfrentar a reunião não tendo pregado os olhos, mas conseguiu. "Veja só", disse a ela. "O pior aconteceu, e você conseguiu."

Trabalhamos com base nisso e desenvolvemos frases que ela poderia usar para recordar a si de que isso já havia funcionado no passado. "Ficarei bem, não foi tão ruim da última vez"; "já passei por isso antes". Você deverá buscar um atalho para o sentimento de calma; para o conhecimento profundo de que ficará bem mesmo se perder um pouco de sono. Você não vai querer ficar pensando no assunto e resolvendo problemas no meio da noite — você faz isso durante o dia para poder *relembrar* as soluções no meio da noite.

Portanto, da próxima vez que estiver na cama estressado porque não consegue pegar no sono, lembre-se de que tudo ficará bem. Mas o segredo aqui é que quando estiver acordado e mentalmente estimulado, terá que sair da cama de verdade. O que aconselho as pessoas a fazerem é voltar a uma de suas atividades de desaceleração. Depois, quando se sentir sonolento de novo, volte para a cama. E se acordar imediatamente mais uma vez? Isso mesmo, você adivinhou. Saia de novo. O que você está fazendo é associar novamente a sensação de sonolência à própria cama. Está colocando a tigela de comida no chão e tocando o sino, repetidas vezes, até que seu corpo comece a responder.

Em resumo: não há uma maneira melhor. Não é possível induzir o sono apenas pensando. A única forma de substituir o estímulo condicionado com uma resposta diferente é *fazendo-o* de forma repetida e consistente, até que seu corpo se adapte. E é o que ele *fará*.

Controle do estímulo: A peça-chave do quebra-cabeça do sono

Tudo o que temos trabalhado nesta semana faz parte do que denominamos TCC-I, ou *terapia cognitivo-comportamental para insônia*. A terapia cognitivo-comportamental é um tratamento psicológico e comportamental usado para tratar inúmeras questões que vão de depressão até ansiedade e distúrbios do sono. O princípio central aqui é que pensamentos, comportamentos e emoções estão todos vinculados. Frequentemente, nossos problemas com o sono se originam em padrões aprendidos a partir de comportamentos inúteis. O que quero dizer com "comportamentos inúteis" é que você aprendeu maneiras de lidar com a vida, o estresse e todo tipo de desafios, que não são muito eficazes para você. Talvez façam sentido intuitivamente no momento, mas enfraquecem sua saúde e seu bem-estar no longo prazo.

Como vimos no caso de Jasmine, muitas pessoas têm dificuldades porque desenvolveram um pensamento disfuncional a respeito do sono. A ansiedade com o sono se torna o próprio fator que sabota nossa capacidade de dormir. Mas o que é fascinante quanto à insônia é que, mais do que outros problemas como a depressão, por exemplo, ela tem um forte componente comportamental. Para ser claro: não estou dizendo que as pessoas têm culpa pela insônia — muitos de nossos hábitos e comportamentos surgem com a necessidade, para lidarmos com compromissos, estresse, filhos, trabalho, ambiente e muito mais. O fato de que a insônia seja sustentada por um comportamento é algo *esperançoso*. Significa que se dermos às pessoas o conhecimento, as ferramentas e um caminho claro adiante, elas poderão realmente mudar seu sono.

Desta forma, como profissional da saúde, minha abordagem sempre tem sido lidar primeiro com todas as coisas acessíveis relacionadas ao comportamento, e *depois* resolver as crenças disfuncionais sobre o sono. Pode ser difícil superar isso. Mas se conseguirmos fazer com que você durma um pouquinho melhor por meio desses ajustes comportamentais simples e diretos, é bem provável que você comece a desenvolver uma sensação de "domínio sobre o sono" por si próprio. E parte daquela ansiedade com relação a ele começará a desaparecer naturalmente.

É por isso que estamos nos concentrando nesses princípios básicos de comportamento que você pode aplicar imediatamente e que têm um grande impacto: como o *controle do estímulo*, assunto do qual estamos falando e que começará a fazer hoje. Porque um de nossos maiores problemas comportamentais é o fato de termos um relacionamento ruim com nossa cama. Perdemos aquela forte associação que tínhamos entre a *cama* e o *sono*. Então, quando resolvermos isso, poderemos cortar muitas outras coisas, como os padrões de pensamentos ansiosos, que nos mantêm acordados à noite.

Não quero que você se sinta mal ao ouvir que a maioria dos problemas de sono está baseada no comportamento. Quero que se sinta empoderado. Quanto mais souber — quanto mais entender sobre como funciona e por que, e como e por que seu corpo responde ao seu ambiente e rotina — mais conseguirá intervir e tudo parecerá mais fácil.

Quando atendo pessoas na clínica, começo o controle de estímulo imediatamente. Há muitas coisas que ainda não podemos fazer por elas em sua primeira visita — precisamos enviá-las para casa com seu diário do sono (como o que você está escrevendo), pedir que coletem seus próprios dados e voltem para avaliarmos. A essa altura, identificamos as melhores intervenções. A vantagem do controle de estímulo é que ele funciona de forma universal. É importante, poderoso e você pode começar agora mesmo. Portanto, com os pacientes, eu não espero. Mesmo sem ainda saber ao certo qual será o caminho específico para cada um, sei que envolverá a prática de hoje.

PRÁTICA DE HOJE

TORNE SUA CAMA UM GATILHO PARA O SONO

Caso você tenha um problema de estímulo condicionado, saiba que está em boa companhia. A maioria das pessoas que atendemos na clínica de sono luta com isso e precisa praticar o que chamamos de "controle de estímulo". Eu mencionei que hoje treinaremos seu cérebro como se você fosse o cão de Pavlov, então veja como funciona.

Regra 1: Não se deite na cama até que esteja com sono

Lembre-se, você está começando a desacelerar cerca de duas horas antes de ir deitar. Mas fique atento ao seu próprio corpo. Não precisa ser estrito neste caso. Se as duas horas tiverem terminado e você ainda estiver despertíssimo, continue com o relaxamento! Tenha em mente que não somos nós quem decidimos quando vamos pegar no sono, por mais que queiramos ter mais controle. O sono vem até você. Assim, diminua o ritmo para algo ainda menos estimulante. Por exemplo, se estava lendo, pode relaxar com os olhos fechados ouvindo música. (Nesse caso, recomendo a meditação, se gostar.)

Regra 2: Não faça outras coisas na cama

Nada de telefone, notebook ou livro. A cama só serve para dormir e fazer sexo. (Ressalva: nem sempre será assim. Você não está condenado a nunca assistir à Netflix no conforto de sua cama pelo resto de seus dias. Mas enquanto estiver tentando consertar isso, seja o mais claro possível com seu corpo. Não envie mensagens contraditórias.)

Regra 3: Dê uma chance

Você está na cama, sente-se sonolento, mas ainda não está pegando no sono. Está tudo bem. Dê uma chance! Quinze minutos, digamos. As pessoas precisam, em geral, de 15 a 20 minutos para adormecer — isso é completamente normal. Quero que você dê a si mesmo uma chance honesta aqui: não são 15 minutos durante os quais você ficará olhando atentamente para o relógio. Tente fazer o exercício de visualização do dia 4: preencha sua memória de trabalho com algo agradável e vívido. Caso pensamentos aleatórios o impeçam de deixar-se levar, tente a "observação de trens".

Regra 4: Se estiver acordado, levante-se!

Se tentou a regra 3 e bateu a marca de 20 a 30 minutos deitado na cama, chegou a hora de sair dela. Levante-se e volte ao modo desaceleração. Leia seu livro; ouça a uma música suave, cheire algumas velas, beba chá. Quando sentir a adorável sensação de sono novamente, volte para a cama.

Veja: não estou lhe dizendo para ficar sentado sozinho em um cômodo escuro! Você tem algumas ferramentas à mão para desacelerar. Mas há alguns "nãos" importantes. Não ligue todas as luzes — é importante que a melatonina continue por perto. Não use esse tempo para ser mais eficiente com sua vida — este não é o momento para responder a e-mails ou para lavar a louça. Isso é parte de sua prática para melhorar seu sono. Quando precisar se levantar à noite como parte de seu condicionamento do sono, esse tempo "levantado" se torna parte de seu ritual de desaceleração. Proteja-o.

Regra 5: Continue praticando!

Faça este exercício não apenas hoje à noite, mas amanhã e depois. Isso não funciona do dia para a noite, mas com o tempo. Os cães de Pavlov associavam fisicamente o som dos passos com a chegada da comida porque internalizaram um padrão. Precisamos que seu corpo internalize esse padrão, o que significa que você precisa fazer disso um padrão! A consistência e a repetição são o segredo. Pode levar duas semanas para que comece a funcionar. Os resultados podem variar — você não é um robô, todo mundo é diferente. Até mesmo Pavlov e seus assistentes descobriram grandes variações nas respostas dos cães. Suas personalidades individuais e tendências afetaram as respostas ao condicionamento. Não há um prazo determinado nem um referencial específico para o sucesso neste caso. Mas se fizer a prática de forma consistente, *juntamente* com as outras estratégias que estamos praticando (isso é importante: no laboratório, todas essas táticas são praticadas em conjunto, e não individualmente), você verá resultados.

E se acordar no meio da noite (acontece com todos nós, muito mais vezes do que achamos, mas, em geral, não nos lembramos disso), então as mesmas regras anteriores se aplicam. Não fique na cama por mais de 20 minutos ou mais, só porque são 3 horas da madrugada. Lembre-se do que quer que seu corpo aprenda: que *cama* é igual a *sonolência*. A partir de estudos em relação ao sono sabemos que isso funcionará: se praticar o controle de estímulo consistentemente, a cama se tornará um gatilho *útil* de sono para você, em vez de um local de dificuldade ou ansiedade.

Em breve, deitar-se na cama causará mudanças fisiológicas em seu corpo, permitindo que seu sono ocorra mais facilmente. A cama em si poderá se tornar seu portal para o sono.

Solução de problemas

E se eu não conseguir sair da cama?

Este é um problema frequente e válido. Atendo pessoas que correm o risco de cair à noite. Pessoas com dores crônicas e que não podem se movimentar muito. Pessoas que vivem em quitinetes onde sua cama é o único lugar para se sentar em todo o apartamento, e realmente não têm outro lugar para estar *a não ser* a cama. Pessoas com parceiros que ficam incomodados com toda essa movimentação.

Nesses casos, recorremos ao princípio fundamental: torne a experiência algo *diferente* do que estar deitado na cama e tentando pegar no sono. Faça tudo que puder para dar ao seu corpo sinais claros de que *isto não é dormir.*

Caso não possa sair da cama, aqui temos algumas estratégias alternativas que recomendo com frequência:

- Sente-se totalmente! Deixe claro, a partir de sua postura e posicionamento, que não está mais no "modo dormir".
- Vá para o outro lado da cama! Você pode desacelerar a 30 cm de distância e depois "voltar para a cama" em seu lado costumeiro. (Quando eu era criança, costumava ler colocando a cabeça onde ficam meus pés, e depois, desfazer a posição para dormir. Acho que sempre fui um cientista do sono...)

Quando você tem um(a) parceiro(a)...

Pode ser desafiador quando você se preocupa em acordar outra pessoa. Não gosto de usar o termo "divórcio do sono" — parece muito extremo e fatal! Mas considere "dar um tempo" no sono se estiver deitado na cama acordado porque está relutante em atrapalhar a pessoa que está dormindo ao lado. Isso só será mais uma receita para o estímulo continuado. Faça seu recondicionamento no quarto de hóspedes, caso tenha um... ou se seu(sua) parceiro(a) dorme fácil, talvez ele ou ela possa ir dormir no quarto de hóspedes como um presente para você!

A outra questão tem a ver com valores e como as pessoas passam seu tempo livre, o que pode estar intimamente relacionado com identidade e expressões de amor. Já atendi diversos casais que gostam de ir deitar juntos e ler ou assistir a algum programa à noite — é um momento especial para eles e uma parte preciosa de sua rotina diária. A ideia de que usamos a cama apenas para dormir se torna inconsistente perante esses outros valores.

Atendi um casal assim: vou chamá-los de Ellie e Spencer. Estavam com quase 70 anos, ambos aposentados, mas ocupados. Passavam seus dias ajudando a cuidar dos netos e atuando como voluntários em organizações da comunidade. Durante anos, haviam tido o hábito de ir para a cama juntos logo no início da noite e ler jornais, trocando artigos entre si. Eles não queriam renunciar a isso.

"Será que não podemos fazer todo o resto, mas continuar esse ritual? De qualquer forma, é como desacelerar", disseram.

"Claro, a escolha é de vocês", respondi. "Não tem problema nenhum e parece adorável. Mas vejam, a realidade é que não podemos ter tudo. Vocês estão aqui porque têm dificuldades para dormir. Então pode ser o caso que não consigam ter essa parte específica da rotina e dormir bem. É como uma receita: podemos colocar todos os outros ingredientes, mas se não acrescentarmos os ovos, não dará certo."

Você tem o controle aqui, mas precisa fazer uma escolha. A rotina que adora e que pode ser quebrada é mais importante do que melhorar seu sono, ou menos? A resposta será pessoal. E classificá-la como uma escolha em vez de algo que está apenas acontecendo conosco nos ajuda a ver que podemos fazer concessões dependendo do que valorizamos. Talvez leve mais tempo para pegar no sono por algum motivo, mas se puder atingir um nível de aceitação e não se incomodar com isso, tudo bem. Funciona para você: "é uma escolha que estou fazendo porque valorizo esse momento com meu(minha) parceiro(a)." Mas talvez valha a pena buscar uma solução criativa. Ellie e Spencer gostavam de relaxar na cama juntos porque o restante da casa lhes dava a impressão de estarem "trabalhando": louça para lavar, plantas para regar, chão para varrer ou e-mails para responder. O motivo pelo qual adoravam passar esse momento juntos na cama era porque pareciam estar em um barco no oceano, totalmente isolados e protegidos de qualquer coisa que pudesse distrair sua atenção ou interrompê-los. O que eles acabaram fazendo foi criar um espaço confortável na sala de estar que se tornou o "recanto noturno", com um sofá confortável, cobertas macias e uma divisória dobrável que tirava de vista o restante da casa.

Eles conseguiram ter exatamente os mesmos momentos especiais juntos ao mesmo tempo em que preservaram a filosofia de que "a cama é para dormir", o que os ajudou muito com sua insônia.

DIA 7

FIQUE ACORDADO ATÉ TARDE

E AÍ... COMO PASSOU A NOITE?

Se foi um pouco frustrante, não estou surpreso. Criar uma resposta condicionada com sua cama é muito mais difícil na fase inicial. Primeiro, parece uma dança... mas não é uma dança bonita. Você se sente sonolento, vai para a cama, sente-se desperto, levanta-se e espera ficar sonolento de novo, volta para a cama e se sente desperto. Se estiver se sentindo um pouquinho mais cansado do que de costume nesta manhã depois de todo esse deita e levanta, *ótimo*. Poderá usar isso.

Se passou menos tempo na cama ontem à noite, então transferiu parte da pressão do sono para hoje. Hoje à noite, sua pressão de sono estará naturalmente mais alta do que na noite anterior a essa mesma hora. O controle de estímulo funciona em parte porque você está ensinando seu corpo a associar a sonolência com a cama, como analisamos ontem. Mas o outro motivo principal pelo qual ele funciona é que você está acelerando seu impulso homeostático do sono. Quando está deitado na cama, mesmo que não esteja dormindo, há um pequeno alívio de sua pressão de sono, apenas o fato de descansar dessa forma permite que saia um pouquinho de ar da bexiga.

Isso pode trabalhar contra você: ao sentir esse alívio, perde um pouco da pressão que o ajuda a pegar no sono. Quando pedimos às pessoas que saiam da cama, mesmo quando fazem uma atividade de desaceleração, isso ativa o impulso homeostático novamente. A pressão de sono aumenta e a bexiga se enche ainda mais. Sempre que for se deitar para associar sua sonolência com a cama, haverá uma chance maior de sucesso. E isso deverá melhorar nos dias subsequentes.

Porém, há uma abordagem ainda mais poderosa para acelerar o impulso homeostático do sono. É a arma mais eficaz contra as dificuldades com o sono que temos em nosso arsenal. Ela pode ajudar a estabilizar o ritmo circadiano. Pode contribuir a reassociar a cama com a sonolência. Pode fazer com que descubra qual é o horário ideal para você ir deitar, bem como quanto tempo precisará ficar dormindo. Pode permitir-lhe que sinta menos ansiedade quanto ao sono e um maior domínio sobre ele. Pode até substituir as medicações para dormir. É a chamada *restrição de sono* e se resume a isto: fique acordado até tarde. Muito tarde.

Qual é o nível de "eficiência" de seu sono?

Há um motivo pelo qual não começamos a semana com esta estratégia, por mais eficiente que seja. Precisávamos dos dados primeiro.

No início desta semana, pedi a você que se tornasse um cientista do sono durante estes 7 dias, para conduzir seu próprio experimento pessoal – um estudo clínico domiciliar, em que *você* é tanto o sujeito quanto o pesquisador. Uma parte essencial disso era manter seu diário do sono, algo que você começou no dia 1. Hoje, deve ter dados de 6noites. Isso é o suficiente para calcularmos de forma aproximada a *eficiência de seu sono.*

A eficiência do sono é simples: é o tempo você passa *realmente* dormindo em comparação com o tempo que você se dá para dormir, ou seja, sua oportunidade de sono.

Primeiro, vamos definir *oportunidade de sono.* É o período entre o momento em que você vai para a cama à noite e a última vez que acorda pela manhã. Assim, mesmo que esteja praticando o controle de estímulo, como analisamos no dia 6, e sair fisicamente da cama no meio da noite quando não estiver sonolento, esse tempo passado fora da cama ainda conta como parte de sua oportunidade de sono. Pense nela como um cronômetro que começa quando você se deita à noite e que só para quando você acorda pela última vez de manhã. Não importa o que acontece no meio: o período inteiro é contado como oportunidade de sono.

Agora que entendemos a oportunidade de sono, podemos analisar a eficiência do sono, que é medida como uma porcentagem. Veja um exemplo: Ben vai se deitar às 22 horas, adormece às 22h30, dorme a noite toda sem interrupções e acorda com seu despertador às 6 horas. Sua oportunidade total de sono é de 8 horas (480 minutos), ele dorme por 7 horas e meia (450 minutos) e sua eficiência de sono é de 94%. Veja como isso fica em uma equação, usando minutos em vez de horas (que é como calculamos no laboratório):

450 minutos dormindo ***divididos por*** 480 minutos de oportunidade de sono = 0,9375 (94%).

Esse é o Ben em uma noite ideal. Às vezes, ele costumava acordar no meio da noite, por volta das 2 horas, e ficava deitado na cama em vigília por cerca de uma hora. Nessas noites, sua eficiência de sono era assim:

390 minutos dormindo ***divididos*** por 480 minutos de oportunidade de sono = 0,8125 (82%)

Em geral, o ideal é termos uma eficiência de sono de *pelo menos* 85%. Esse é o patamar que almejamos, exceto as pessoas mais velhas, que têm um sono naturalmente mais fragmentado. Para aqueles acima dos 65 anos, nosso objetivo de eficiência de sono será de 80%.

A eficiência de sono de Ben é muito boa. Em média, ele atinge a marca de 85% na maioria das noites. Além disso, ele se sente bem e não tem muita dificuldade para dormir.

Por outro lado, Gordon, o marido de Ben, tem uma situação diferente. Ele vai para cama com Ben às 22 horas, mas, em geral, não consegue pegar no sono antes da 1 hora ou mesmo das 2 horas. Depois que Ben adormece facilmente, Gordon fica lendo em seu smartphone, ou então pega um livro ou revista físicos para procurar diminuir a exposição à luz azul. Ele fecha os olhos por um tempo, e quando isso não funciona, pega o telefone de novo, coloca os fones de ouvido e assiste a alguma coisa ou navega pelo Instagram e TikTok.

Quando calculamos os números de seu diário do sono, descobrimos a média do tempo dormindo e a média de sua oportunidade de sono somando as duas colunas e dividindo tudo por 6 dias. Seu tempo médio de sono foi de 305 minutos. Sua oportunidade de sono foi de 480 minutos, como a de Ben. Sua eficiência de sono: 64%. Isso é muito ruim.

Havia algumas coisas acontecendo com Gordon. Primeiro, ele não estava praticando o controle de estímulo da forma ideal. Ele passava muito tempo na cama fazendo coisas não relacionadas ao sono ou ao sexo, como assistir à TV, ver os e-mails em seu smartphone, mergulhar nas redes sociais etc. Ele foi o primeiro a admitir que tentava todas essas coisas como formas para se acalmar e relaxar — ele dizia que conferir o e-mail para ter certeza de que não havia nada urgente o acalmava e que navegar pelo Instagram o relaxava. Mas estava claro que ele tinha um problema de estímulo condicionado — ele acabava saindo da cama, mas de forma inconsistente. Ele também ia para cama no mesmo horário que Ben porque era sua rotina como casal e não porque ele estava com sono às 22 horas. Isso o deixava grogue no dia seguinte, quando o alarme de Ben tocava e ele acordava. Alguns dias ele se levantava com Ben para fazer café e conversar na cozinha antes que o marido saísse para o trabalho, mas em outros ele voltava a dormir — ele estava fazendo seu mestrado e as aulas só começavam mais tarde. Seu horário de acordar também era inconstante. Ele reconhecia que era mais notívago, mas que seu horário frequente de ir dormir às 2 horas da madrugada era tarde demais. Sentia muita frustração e ansiedade com relação ao sono, ficava cansado, não conseguia dar o melhor de si na universidade e sua saúde não era boa — estava realmente exausto. Quando preencheu o relatório sobre sua saúde ao longo dos últimos meses, relatou uma ocorrência maior de resfriados e vírus do que o normal para um homem saudável com a sua idade.

Voltaremos a Gordon daqui a pouco. Mas agora, vejamos a *sua* eficiência de sono. Ensinarei você a calcular sua média usando o exemplo a seguir:

Por favor, complete a tabela usando as informações mais precisas que puder:

DIA DA SEMANA	DOMINGO	SEGUNDA-FEIRA	TERÇA-FEIRA	QUARTA-FEIRA	QUINTA-FEIRA	SEXTA-FEIRA	SÁBADO
Horário que você tentou dormir:	23h45	22h30	00h05	23h15	00h30	01h00	00h00
Tempo necessário até pegar no sono (em minutos):	15	45	20	25	10	5	30
Quantas vezes você acordou e tentou voltar a dormir:	1	3	3	1	2	2	1
Quanto tempo ficou acordado nas vezes relatadas acima (total em minutos):	120	60	60	120	10	90	20
Horário que você despertou definitivamente pela manhã:	06h00	07h00	07h00	07h30	06h15	08h00	09h00
Qualidade de seu sono (de 0 a 100, sendo 100 perfeito):	70	40	50	30	75	40	70
Oportunidade de Sono (em minutos):	375	510	415	495	345	420	540
Tempo dormindo (em minutos):	240	405	335	350	325	325	490
Eficiência do Sono:	64%	79,4%	80,7%	70,7%	94,2%	77,4%	90,7%

Como pode ver, a oportunidade de sono é o tempo total desde a primeira tentativa de dormir até quando acorda de vez pela manhã. (Nota: talvez você fique na cama por muito tempo antes de tentar pegar no sono. Como já vimos, não deve ficar na cama *até* que esteja sonolento e tente dormir.)

O tempo dormindo é calculado pegando o valor da oportunidade de sono e subtraindo a quantidade de tempo quando não está dormindo, incluindo o número de minutos que leva para adormecer pela primeira vez e o número de minutos em vigília no meio da noite.

Vejamos o exemplo da tabela. No domingo, a pessoa do exemplo vai para cama às 23h45. Embora ela acorde uma vez no meio da noite, acordou definitivamente às 6 horas. Essa janela inteira de quando foi dormir às 23h45 até seu despertar definitivo às 6 horas é a oportunidade de sono. O número total de minutos entre 23h45 e 6 horas é de 375 minutos. Assim, a oportunidade de sono dessa pessoa no domingo é de 375 minutos.

No entanto, desses 375 minutos da oportunidade de sono, a pessoa passou 15 minutos *tentando* dormir, e ficou acordada 120 minutos no meio da noite. Assim, para calcular o tempo dormindo, pegamos os 375 minutos iniciais da oportunidade de sono e subtraímos os 15 minutos e os 120 minutos que ela passou não dormindo. Isso nos deixa com um tempo dormindo de 240 minutos.

Para calcular a eficiência do sono, pegamos o tempo dormindo (240) e o dividimos pela oportunidade de sono (375), o que nos dá 0,64 — uma eficiência de sono de 64%.

Sabendo de tudo isso agora, volte às páginas do diário do sono que você preencheu e calcule sua oportunidade de sono, seu tempo dormindo e sua eficiência de sono para cada noite.

Uma vez calculada a eficiência de sono para cada noite desta última semana, você poderá descobrir a média de sua eficiência de sono ao longo da semana. Para fazer isso usando o exemplo da tabela, somamos todos os sete valores da linha da eficiência do sono e dividimos o total por sete. Assim, 64 + 79,4 + 80,7 + 70,7 + 94,2 + 77,4 + 90,7, que totaliza

557,1. Então, 557,1 divididos por 7 resulta em 79,6. Assim, a média da eficiência de sono no exemplo é de 79,6%.

Usando seu diário do sono, faça todos os cálculos que analisamos e preencha sua média de eficiência de sono desta semana a seguir:

Minha eficiência do sono atual é: _______%.

Se for de 85% ou maior, está indo muito bem. Talvez seu sono não seja perfeito, mas está seguindo a ciência do sono, e isso é ótimo. Seu desafio pode ser *mantê-lo*, ainda mais com relação ao controle de estímulo — como é muito chato ter que sair da cama à noite quando não consegue dormir, é aqui que muitos pacientes começam a ter deslizes. E se sua eficiência de sono está boa, mas você continua infeliz com seu sono, segure as pontas — voltaremos a esse tópico em breve.

No caso do Gordon, que tinha uma eficiência de sono de 64%, era claro por onde precisava começar: antes de qualquer outra coisa, no *controle de estímulo*. De fato, ele precisava começar a sair da cama quando não estivesse com sono ou adormecendo. Mas há uma segunda estratégia em que trabalhamos juntos, uma das formas mais rápidas e eficazes para consertar a eficiência do sono e colocar os processos de volta aos trilhos: a *restrição do sono*.

Restrição do sono: Aumente a pressão

Seu impulso homeostático do sono é sua arma secreta neste caso. O que faremos é usar os dados de seu sono para aumentar a pressão, basicamente mantendo o balão fechado até atingir sua capacidade máxima. Não é nenhum bicho de sete cabeças: vamos deixar você cansado. Bem cansado. Assim é como ensinamos seu corpo a dormir novamente: quando dormir, onde dormir e como "deixar-se levar" e adormecer de forma mais rápida e fácil.

Com Gordon, o primeiro passo foi alterar seus horários de dormir. Reduzimos sua "oportunidade de sono" para a quantidade exata de tempo que ele *realmente* estava dormindo, acrescentando meia hora.

Lembre-se: você não pode desligar como se fosse um computador... nem mesmo quando a pressão do sono está prestes a estourar o balão. Sempre leva um pouquinho a mais de tempo para a transição, e a incluímos aqui. E quando reduzimos sua oportunidade de sono para uma associação mais precisa com o tempo que de fato está dormindo em uma noite típica, o objetivo *não* é que acorde mais cedo. Precisamos que fique acordado até mais tarde. Na clínica, quase nunca digo às pessoas: "quero que você esteja dormindo ao redor das ______." O que digo o tempo todo é, "não quero que você vá para cama *antes* das ______." No caso de Gordon, a resposta a ser preenchida aqui era à 1 hora da madrugada.

Parece extremo? Bem, é sim. A restrição de sono pode ser um pouco extrema. Às vezes, quando fazemos isso no laboratório, há pessoas que permanecem na clínica para serem monitoradas.

Pedimos a elas que não dirijam durante o período de restrição de sono ou que façam qualquer outra coisa que possa ser perigosa para si e para os outros. (Se esta abordagem parece extrema demais para você, ou se tem algum problema de saúde que a tornaria inviável, não tema — quando chegarmos nas instruções da prática, oferecerei uma versão mais suave e gradual chamada *compressão do sono*, na qual você começa a adiar a hora de dormir pouco a pouco.) Mas aqui temos uma observação importante desse método: para a maioria das pessoas com dificuldades para dormir, a intervenção da "restrição do sono" não resulta, na verdade, em *menos sono* do que elas já estão tendo. Resulta apenas em *menos tempo na cama*. Se quisermos ser exatos, poderíamos denominá-lo "restrição de tempo na cama", pois muitas vezes é isso mesmo o que significa. Quando peço que você faça isso, não estou retirando nenhum tempo de sono de você. Sabemos o quanto está dormindo, pois monitoramos e calculamos. Estamos apenas *agrupando* seu sono — consolidando-o e, posteriormente deslocando-o — tanto para acelerar seu impulso homeostático de modo a conseguir adormecer e permanecer dormindo, quanto para descondicioná-lo de associar cama a vigília e a dificuldades.

Dito isso, caso sua eficiência de sono seja baixa, os primeiros horários de sua "restrição de tempo na cama" podem ser bem tardios, quando fizer as contas e descobrir a que horas irá para a cama hoje à noite. Gordon ficou assustado com a prescrição no início. "Preciso ficar *acordado* até a 1 hora da manhã?!", exclamou. Três horas depois que seu marido ia para a cama, e Gordon é alguém extrovertido — altamente social, ele preferia passar seu tempo de lazer em companhia. Não estava acostumado a preencher tanto tempo de desaceleração sozinho.

Aconselhei-o a passar esses momentos na sala de estar, onde poderia relaxar no sofá e assistir aos seus programas, ler os artigos de revistas que ele deixava abertos no navegador de seu celular, visto que nunca tinha tempo durante o dia para ler, ou ver os feeds de seus amigos no Instagram (desde que isso fosse relaxante e não se transformasse em uma navegação sem sentido e semi-engajada ou em uma autocomparação estressante — recomendei que ele usasse um timer para garantir que não seria sugado pela atividade e perdesse tempo demais nela).

"Você não está dormindo, de qualquer forma", disse a ele, que concordou com o argumento

Gordon estava na extremidade mais distante do espectro da restrição de sono que utilizaremos — nunca passamos de cinco horas. Mesmo se alguém estiver sofrendo de uma insônia grave e o tempo real dormindo for muito menos que isso, cinco é o mais baixo que iremos. Nosso objetivo aqui é acumular a dívida de sono que fará que você pegue no sono e permaneça dormindo, e *não* destruir você totalmente.

Habitualmente, começamos nosso processo de restrição do sono planejando permanecer no novo horário tardio de dormir por cerca de uma semana. Eis o que os pacientes vivenciam: sua dívida de sono começa a se acumular. Agora, durante a hora de desaceleração, eles estão muito cansados. Estão de olho no relógio e esperando o horário prescrito de ir para a cama — seja à 1 hora da manhã, à meia-noite, às 23 horas ou mesmo às 22 horas, começa a parecer uma luta permanecer acordado tanto tempo para chegar ao horário marcado. Quando vão para a cama, eles relatam que levam dez minutos ou menos para pegar no sono. Os despertares no meio da noite diminuem muito também: eles nem chegam a acordar ou acordam somente uma vez por noite. Porém, o mais importante, quando eles *de fato* acordam, estão em geral com tanta sonolência extra que é muito mais provável que voltem a dormir.

Antes da semana terminar, a eficiência de sono de Gordon havia disparado para quase 93%. Ele estava conseguindo chegar à 1 hora da manhã, pegava no sono quase que instantaneamente e não acordava até que o despertador de Ben começava a cantar às 6h30. Ele estava dormindo sólidas seis horas e meia, mas ficava fisicamente na cama por menos de seis. Adormecia de forma rápida e fácil e permanecia dormindo por toda a noite. O único problema era que não estava dormindo o *suficiente*. Assim, passamos para a fase seguinte da restrição do sono: começar a recuar o horário de ir dormir mais tarde e aumentar a oportunidade de sono, pouco a pouco. Fazemos isso em incrementos de quinze minutos ao longo de alguns dias, alterando o horário de dormir para cada vez mais cedo numa questão de semanas. Desde que as pessoas continuem adormecendo rápido e permaneçam dormindo durante a noite (na maior parte dela), continuamos trazendo o horário para mais cedo.

Quando elas começam a ter dificuldades, paramos onde estamos e analisamos mais de perto. Talvez tenhamos atingido à sua janela de sono ideal; talvez haja alguma outra coisa acontecendo. Mas ao longo do processo, chegamos, de maneira gradual, a uma compreensão do que funciona para elas em termos de uma programação ideal de sono. Algo que vemos com frequência nos pacientes da clínica é que quando eles voltam pela primeira vez com seu diário do sono, descobrem que estão dando a si mesmos uma janela de oportunidade de sono que é simplesmente ampla demais. Eles têm que se esforçar tanto para pegar no sono e desenvolvem um problema de estímulo condicionado tão forte que ficam na cama por 10 horas, dormindo ou tentando dormir. Isso é tempo demais.

Gordon começou com uma janela de oportunidade de sono razoável — ficava fisicamente na cama por cerca de oito horas e meia. Para muitos, isso funciona. Para Ben, era ótimo! Mas Gordon, por mais que ame

Ben desesperadamente, não é o Ben. O fato é que seu corpo apenas não precisava de tanto tempo dormindo. Cada corpo tem seu próprio sistema de produção de sono — todos nós humanos, quando saudáveis, temos um limite de produção. Mas dentro do que é uma janela "saudável e normal", há variações. Ben estava muitíssimo feliz com sólidas oito horas de sono, ou talvez até um pouquinho mais. O máximo de Gordon era ao redor de sete. E ele era notívago — seu ritmo circadiano tinha determinadas características que, para ele, era muito difícil acordar muito cedo. Para Ben e Gordon, a solução era separar sexo ou intimidade física e sono, e não os deixar na mesma categoria. Precisavam deitar-se em horários diferentes, e tudo bem. Eles criaram novas rotinas para atividades compartilhadas, tempo juntos e intimidade. E Gordon descobriu que, de fato, curtia o tempo sozinho à noite. Era algo que realmente o revigorava e relaxava, e ele nem havia percebido isso. Depois de nosso experimento de restrição de sono, chegamos ao horário das 23h30, com meia hora a mais ou a menos, e está dando certo para ele. Na maioria das noites, ele consegue pegar no sono rápido, sente-se bem durante o dia, e o sono não parece ser mais uma dificuldade tão grande.

Um osso mais duro de roer

Lembra-se de Myra? Nós a conhecemos alguns capítulos atrás, quando falamos sobre a ruminação noturna e como vencê-la. Ela é aquela paciente minha que é muito ativa, ocupada e extrovertida e que simplesmente não conseguia se identificar com a ideia de observar nuvens passando pelo céu. A tática que escolhemos de observação de trens, ou "trainspotting", a ajudou a renunciar aos pensamentos invasivos. Mas Myra tinha muitos desafios com relação ao sono, e precisávamos usar tudo o que estava à disposição em nosso arsenal para auxiliá-la.

Era uma situação especialmente urgente devido a seu problema de epilepsia — seus médicos acreditavam que melhorar o sono poderia ser o fator que a salvaria de outra ressecção cerebral.

Algo que acontecia com Myra é que ela estava por demais ansiosa com relação ao sono. Fazia sentido — havia muito em jogo. Em seu caso, os médicos lhe disseram que havia muitas chances de que o sono fosse o principal fator para sua saúde e aquele que evitaria uma cirurgia complicada e invasiva da qual ela levaria meses para se recuperar. É muita pressão. Mas mesmo que você não tenha tanto em jogo assim com relação ao seu sono, a ansiedade do sono é algo real. Sabemos como é importante. Conceitualmente, sabemos que a longo prazo o sono é crucial para nossa saúde e longevidade. Também sabemos como nos sentimos quando não dormimos o suficiente — vivenciamos em primeira mão uma queda de energia, mau humor, falta de clareza cognitiva e menos capacidade de curtir nosso dia. Uma porcentagem gigantesca dos pacientes que atendo na clínica, ao redor de 90%, luta contra a ansiedade do sono — é algo comum e bem disseminado. E é irônico que, muitas vezes, o maior obstáculo entre nós e nosso sono seja nosso *nervosismo* em relação a ele.

É aqui que a restrição de sono pode ser extremamente eficaz: nós aceleramos aquele impulso homeostático do sono até que ele domine a ansiedade que está nos atrapalhando. Podemos usar sua pressão natural de sono aumentada para superar até mesmo as ansiedades e crenças mais extremas em relação a ele. No caso de Myra, tínhamos alguns desafios significativos. Ela havia desenvolvido toda uma série de rituais para ir para cama, dos quais se tornou dependente, mas eram tão específicos que estavam dificultando ainda mais conseguir adormecer. Não apenas seu sono estava prejudicado, mas sua vida estava ficando cada vez mais restrita.

Ela acreditava que, uma vez que conseguisse dormir no horário certo, se qualquer coisa atrapalhasse sua sonolência, não conseguiria mais dormir de novo. Vários dos rituais que ela havia estabelecido tinham a ver com isso. Quase todas as noites, ela começava a pegar no sono no sofá, então seu marido a carregava para a cama — ela realmente acreditava que se fosse caminhando, ficaria "desperta demais". O mesmo com as luzes. Todas as luzes no quarto precisavam estar apagadas quando eles entrassem nele, ou ela não conseguiria dormir. Se ela se deparasse com uma luz forte no caminho para o quarto, era o mesmo. Eles tinham um Google Nest no corredor, que emite um brilho suave — até isso era o suficiente para acordá-la demais para querer dormir. Ela desenvolvera o hábito de cobrir o brilho com as mãos ao passar por lá. Tais condições eram precisas demais para serem cumpridas de forma confiável; elas a preparavam para o fracasso caso qualquer coisinha desse "errado".

Certamente eu entendia de onde vinham esses requisitos — a pressão nela para melhorar o sono era intensa, e aquilo era um tipo de mecanismo de enfrentamento, uma tentativa de controlar as condições para que estivessem "perfeitas" para dormir. Myra tinha perdido a fé nos processos de seu próprio corpo e do sono. Para ela, o sono era tão frágil que qualquer coisa poderia inviabilizá-lo por completo. E o pior, ela não conseguia aproveitar as coisas. Sempre que estava longe de casa, tinha uma insônia insuperável. Um fim de semana, ela foi a uma festa de despedida de solteira muito esperada com algumas de suas amigas mais próximas em Palm Springs, a poucas horas de distância de sua casa em Los Angeles. Deveria ser um fim de semana de união e celebração. Mas em sua primeira noite lá, ela não conseguiu pregar os olhos. Ficou acordada até o nascer do sol. Ligou para o seu marido no dia seguinte pedindo que fosse buscá-la de carro; ela acabou perdendo uma experiência que era muito importante para ela devido à insônia.

Esse tipo de coisa é muito comum com pessoas que sofrem de insônia. Elas têm comportamentos protetores que, na verdade, reforçam a insônia. Consolidam a ideia de que só se consegue dormir em um lugar específico e sob condições determinadas. Então, isso se torna verdade.

Myra estava desesperada para melhorar seu sono. Primeiro, havia a questão da epilepsia. Ela estava altamente motivada para amenizar sua doença por meio da melhoria do sono em vez de recorrer a uma cirurgia cerebral. Segundo, ela queria sua vida de volta.

Assim, trabalhamos intensamente por meses para melhorar seu sono. Ela era uma das pacientes mais dedicadas e ferrenhas que já tive no laboratório. Mergulhava de cabeça em cada intervenção que introduzíamos, e cumprimos o pacote completo: horário estável de acordar, exposição a raios solares pela manhã, horário agendado de preocupação e "observação de trens" para lidar com a parte cognitiva. E, muito importante, a *restrição de sono*. Diminuímos bastante seu tempo na cama para obter uma boa eficiência de sono. Isso foi crucial para ajudá-la a superar os rituais que havia desenvolvido para lidar com sua ansiedade do sono. Quando a pressão do sono está mais alta, fica muito mais fácil abrir mão do ritual e perceber que você *consegue* adormecer sem ele.

Uma das formas pelas quais tratamos a ansiedade do sono é criando uma "hierarquia de ansiedade". Fazemos uma lista de todas as preocupações e rituais relacionados ao sono e à hora de deitar, classificando-as em grau de severidade. Em seguida, removemos algumas coisas, começando com as mais fáceis e progredindo até as mais difíceis. Passados alguns dias em sua semana de restrição do sono, sugeri que Myra parasse de cobrir o brilho do Google Nest ao ir para a cama.

"Apenas tente", falei. "É um experimento."

Funcionou. Progredimos para o próximo ritual de sono, e o próximo. Ela estava adormecendo com maior facilidade devido à sua pressão aumentada de sono, é claro, mas ao mesmo tempo, estava desenvolvendo uma sensação de habilidade e domínio do sono. Passou a perceber que não precisava de nenhuma daquelas condições rígidas para dormir, que ela *conseguia* produzir sono por conta própria. Conseguiu relaxar e renunciar a muito da ansiedade relacionada à hora de ir dormir. E, no fim, ela estava indo dormir sem se preocupar com as luzes ou com qualquer outra coisa de seu ambiente. Adormecia bem rápido. Seu sono estava realmente bem consolidado — sua eficiência de sono estava em quase 90%. Suas convulsões haviam diminuído consideravelmente e a epilepsia estava bem controlada — ela não precisou fazer a cirurgia cerebral. E tenho quase certeza de que, da próxima vez que ela tiver um fim de semana com as amigas, se divertirá muito.

O sono perfeito não existe

Myra, muito provavelmente, sempre terá desafios para dormir. O problema da insônia é que tê-la no passado é o melhor indicador de tê-la no futuro. Ela sempre está por perto e pode irromper, especialmente em momentos de estresse ou de grandes mudanças. É algo esperado, e não é um sinal de fracasso ou um motivo de alarme. As intervenções nas quais estamos trabalhando nesta semana, incluindo a restrição de sono, são estratégias às quais as pessoas, em geral, precisam retornar quando o sono apresenta desafios novamente, seja lá por qual motivo. Não são uma cura definitiva. As "alavancas do sono" das quais estamos falando precisam de ajustes. Nossas necessidades de sono mudam à medida que envelhecemos, elas mudam devido a doenças ou à parentalidade, a um novo emprego ou a novos lugares. Ser flexível e consciente de si mesmo e das necessidades de seu corpo faz parte disso.

Quando Myra voltou a dormir bem de novo, deparou-se com outro problema: era difícil para ela se adaptar conceitualmente a suas novas necessidades de sono. Durante a fase de restrição de sono em seu tratamento, ela descobriu que ficava cansada demais para enfrentar o dia e que precisaria tirar um cochilo. Fiquei preocupado com isso de início — o cochilo rouba um pouco do impulso homeostático que estávamos tentando aproveitar para facilitar que ela adormecesse à noite. Mas a realidade era que ela ainda estava em recuperação. O caminho que leva à saúde de uma epilepsia tão séria quanto a dela e uma cirurgia complicada no cérebro, é longo. É um processo mais complexo do que ela gostaria. Acabamos programando seus cochilos — uma hora quase todos os dias, com certeza mais tempo do que seria bom para a maioria, mas que funciona perfeitamente para ela. Seu sono ainda está bem consolidado, com boa eficiência, ela adormece facilmente à noite. Sob uma perspectiva de saúde do sono, está indo muito bem. O problema se tornou mais uma questão de que ela não queria ser "uma cochilona" — isso ia contra suas ideias do que significa ser saudável e produtiva.

Antes de sua doença ter progredido, ela era professora, um trabalho que adorava — interagir com seus alunos era uma fonte enorme de energia e realização para ela. Mas lecionar demanda muito. Ela está tentando voltar ao sistema educacional como professora assistente, o que é ótimo, mas está ansiosa para "voltar a ser como era antes". Assim, para ela, conseguir ter um sono restaurador saudável é em parte estar bem com suas necessidades atuais, e reconhecer que sua autoimagem de uma pessoa ativa, ocupada e ambiciosa não se alinham exatamente com o que seu corpo está lhe dizendo que precisa no momento. Ela precisa se ajustar.

No entanto, ela já percorreu uma distância incrível e estou muito orgulhoso dela — conseguiu até largar todos os medicamentos para dormir que estava usando antes de começarmos, e quando deixou nossos cuidados, estava embalando para começar um novo trabalho em tempo integral no sistema escolar. A restrição do sono é um método muito eficaz: facilita muito a retirada dos medicamentos para dormir, porque substitui o remédio pela sonolência real. Há diversas situações em que a medicação é ótima e aconselhável, mas atendo muitas pessoas que se tornaram dependentes, como se os remédios fossem a única forma de conseguir dormir, e elas chegaram com o objetivo de conseguir dormir por si sós, sem essa ajuda farmacológica. E muitas delas conseguem - não há nenhuma razão médica para que não consigam. Quando reduzimos sistematicamente a oportunidade de sono, elas conseguem praticar isso e obter uma sensação de domínio. Percebem que seu sono *funciona*. Se conseguirem simplesmente deixar as coisas se desenrolarem da forma esperada, isso acontecerá. Elas deixarão de ter um alto nível de ansiedade, aquela voz perguntando, *será que conseguirei dormir hoje à noite?* E, o mais importante, conseguirão manter tal confiança mesmo quando não dormem bem. Poderão ter uma noite ruim e ficar bem no dia seguinte, sabendo que o aumento da pressão de sono os ajudará a compensar e a se recuperar. Sabem agora que uma noite qualquer não é tão importante assim.

Meu filho mais velho tem 10 anos e o mais novo 5 anos. O que isso significa para mim é que, basicamente, não tenho dormido tão bem nos últimos dez anos — ainda sou acordado constantemente no meio da noite, e embora às vezes consiga voltar a dormir de imediato, em outras fico desperto devido preocupações e estressores que parecem surgir em plena madrugada como uma caixinha de surpresas. Passo meus dias estudando o impacto do sono no sistema imunológico, na cognição e no estresse; sei como o sono é crucial. Sei ainda que meu próprio sono é imperfeito, um processo flutuante. Às vezes meu trabalho atrapalha e vou contra meus próprios conselhos. Às vezes a vida atrapalha. Há todo tipo de coisas fora de nosso controle que interrompem ou prejudicam nosso sono. Nunca podemos saber ao certo se dormiremos bem à noite. Mas se você está colocando pressão sobre si mesmo, já perdeu a batalha. O sono é variável, e tudo bem! Quando temos uma noite ruim de sono, acabamos naturalmente compensando-o depois: o sono na noite seguinte é mais fácil e restaurador.

Os padrões de sono variam significativamente ao longo da vida. Os adolescentes precisam dele muito mais. Adultos mais velhos podem precisar de menos, e é comum ter que ajustar seu estilo de vida para compensar o tempo menor de sono a que estavam acostumados. Alterações hormonais na perimenopausa e na menopausa, como a queda nos níveis de estrogênio, podem causar problemas de sono que fazem que a pessoa acorde com mais frequência e fique imaginando o que pode fazer para combater isso.

Porém muitas vezes, no caso dos pacientes que atendo na clínica, o que ajuda mais que qualquer outra coisa é um grau de aceitação sobre a "fase do sono" em que se encontram. A Dra. Gladys McGarey, conhecida como a "mãe da medicina holística" e que atua como médica desde a década de 1940, celebrou seu centésimo aniversário em 2020. Quer saber um de seus segredos para a saúde e a felicidade? Quando ela acorda no meio da noite — algo que para ela tem acontecido com frequência durante muitos períodos de sua vida — não se preocupa com isso. Trabalha em um de seus muitos projetos ou pratica seus hinos.

Além disso, o fato é que dormir a noite inteira de uma só vez talvez não seja a norma para os humanos, historicamente. Pesquisadores do sono estão descobrindo evidências de que, antes do século XIX, era muito mais comum que as pessoas tivessem um sono bifásico, o que significa dormir em dois segmentos distintos. A literatura daquela época faz referência ao "primeiro sono" ou ao "segundo sono"; parece que era comum que as pessoas se levantassem por cerca de uma ou duas horas no meio da noite. Durante esse tempo, escreviam cartas, liam, faziam sexo ou até tarefas como costurar ou cortar madeira. Outros relataram que usavam o tempo para sonharem acordados ou fazer uma contemplação silenciosa, meditar, ou reeditar seus sonhos. Alguns eram bem ativos, inclusive visitando amigos. O historiador Roger Ekritch, que pesquisou extensamente o sono ao longo das eras, destaca que o que é notável em relação a tais relatos é quão normal isso era — essas atividades do meio da noite são mencionadas de forma muito casual, com a sensação geral de que eram comuns ou até típicas.[1]

No início da década de 1990, o pesquisador do sono Thomas Wehr fez um experimento[2] em que os participantes viveram durante um mês num ambiente de "fotoperíodo curto": apenas dez horas de luz no total, algo naturalmente ocorrente aos humanos pré-industriais em muitas partes do globo. Ele descobriu que em apenas duas semanas, os episódios de sono das pessoas se expandiram e, depois, dividiram-se em dois segmentos simétricos com uma janela de vigília de 1 a 3 horas entre eles. Os resultados foram muito parecidos aos relatos de "dois sonos" que eram aparentemente típicos nos séculos XVII e XVIII. É óbvio que nosso mundo está diferente agora, com dias elétrica e digitalmente estendidos, e não estamos retrocedendo em termos de tecnologia. Dito isso, vale a pena observar que não há nada "natural" ou biologicamente predeterminado quanto a dormir 8 horas consecutivas por noite. Na verdade, pode ser que se trate muito mais de um fenômeno recente para nós humanos — também acreditamos que para os humanos pré-históricos, o sono era, em geral, breve e interrompido.

A cada poucos anos, a ideia dos ciclos históricos de "dois sonos" reaparece no discurso da mídia sobre o sono e a ciência do sono, artigos a respeito do tema são compartilhados com entusiasmo nas redes sociais. Acredito que consideramos o conceito tão convincente porque ele aponta para um período em que a vigília no meio da noite não era considerada um problema a ser consertado, mas apenas uma realidade com a qual conviver ou até da qual tirar vantagem. Isso não significa que se você estiver perdendo muito sono à noite e se sentindo exausto durante o dia, simplesmente terá que conviver com isso — de jeito nenhum. Mas pode ser de ajuda saber que acordar em plena madrugada não é inerentemente ruim, incomum ou uma indicação clínica de que há algo "errado".

Se você viesse ao meu laboratório do sono e me dissesse que está acordando no meio da noite, a única coisa que lhe perguntaria é, "bem, como se sente?". A situação toda se resume a isso. Não estamos tentando ajustar seu sono a um "modelo ideal" — não existem um. Estamos tentando levar você ao ponto de obter o descanso restaurador de que seu cérebro e seu corpo precisam, e de sentir que tem os recursos para enfrentar os desafios de seu dia. Portanto, caso precise ajuda nesse departamento, vamos tentar a última e mais potente intervenção desta semana — desta vez, com base nos dados específicos de seu sono que você vem reunindo.

PRÁTICA DE HOJE

FIQUE ACORDADO ATÉ TARDE!

Se um amigo reclamasse para você que está cansado, seu conselho provavelmente seria que ele fosse dormir cedo. Hoje, para consertar seu sono, faremos o contrário. Ativaremos realmente seu impulso homeostático de sono para que você possa começar a adormecer mais facilmente e desenvolver capacidade e confiança com relação ao sono.

Se você preencheu a tabela deste capítulo, então já sabe qual é sua eficiência de sono. Caso não o tenha feito, volte e faça isso agora. Se sua eficiência de sono for inferior a 85%, este exercício realmente o ajudará — recomendo muito dar a ele uma chance real, o que significa manter a prática não apenas hoje à noite, mas ao longo da próxima semana também. Se fizer isso de maneira firme, poderá ver os resultados em apenas uma semana.

Se sua eficiência de sono for boa, mas ainda sentir que está com dificuldade para adormecer ou continuar dormindo, pode tentar também! Usamos esta tática com praticamente qualquer um que apresente uma insônia clínica. Mas mesmo para aqueles que não têm um diagnóstico clínico, comprimir sua janela de sono pode ser bem eficaz.

Para este exercício, você precisará de duas informações chave daquela tabela:

Oportunidade média de sono: _____________

Média de tempo dormindo: _______________

Seu objetivo aqui é fechar essa brecha. E faremos isso ao diminuir drasticamente sua janela de oportunidade de sono para que se aproxime mais do seu tempo real dormindo — mesmo que esse tempo não seja suficiente. Ajustaremos isso depois.

Para hoje à noite: pegue a média de seu tempo total *dormindo* (mesmo que seja um sono fragmentado; apenas some todos os fragmentos) e acrescente meia hora. Essa é sua oportunidade de sono para esta noite. Para descobrir a hora de ir para a cama, comece com o horário de acordar que você vem mantendo nesta semana e retroceda exatamente essa quantidade de tempo. Você não deve ir para a cama antes dessa hora.

Minha oportunidade de sono para esta noite é de ___________ horas.

Minha hora de dormir hoje à noite é __________________________.

Lembre-se: a janela de oportunidade de sono não deve ser menor do que cinco horas. E use o bom senso — se você estiver comprimindo muito sua janela de sono, talvez seja necessário evitar conduzir veículos ou fazer qualquer coisa que possa ser arriscada quando está muito sonolento. Além disso, não aplique esta técnica sem a supervisão de um médico caso tenha um histórico de convulsões ou distúrbio bipolar, visto que tais condições podem ser agravadas pela privação do sono.

Se possível, comprometa-se com essa hora de ir para a cama e com a janela comprimida de sono por uma semana. Use o diário do sono para controlar quando vai se deitar, quando adormece e quando acorda. Se, depois de uma semana inteira tentando isso, seus números estiverem bons, e mais especialmente, se estiver *sentindo* a diferença (se adormecer rapidamente e permanecer dormindo, na maior parte do tempo), então recomendo que comece a aumentar a janela de sono em pequenos ajustes de 15 minutos a cada duas noites. À medida que for antecipando a hora de deitar-se pouco a pouco, continue anotando tudo em seu diário do sono. Para alguns, expandir a janela a cada duas noites é uma boa, mas para outros isso deve ser feito mais devagar, acrescentando 15 minutos a cada semana, por exemplo.

No entanto, para esta noite e as próximas seis, *não* esmoreça. Você começará a se sentir cansado. Olhará o relógio à noite, querendo que o horário de se deitar chegue mais rápido. *Bom.* Isso significa que está funcionando!

A opção mais suave: Compressão do sono

Para alguns, a restrição de sono será extrema demais, especialmente fora de um ambiente clínico onde eu possa ajudá-lo a estabelecer limites e cumpri-los. Tudo bem. Se a restrição de sono não for uma opção para você, seja qual for o motivo, tente esta abordagem reversa: comece a *adiar* gradualmente sua hora de ir para a cama, para diminuir aos poucos a diferença entre sua oportunidade de sono e o tempo real de sono. Para aqueles que escolherem este método, recomendo fazer o adiamento em ajustes de 30 minutos. Assim, se você geralmente vai para a cama às 22 horas, então hoje à noite irá às 22h30, amanhã às 23 horas e assim por diante. Pare e mantenha uma hora de ir deitar na qual você comece a adormecer mais facilmente.

A compressão do sono é um processo mais lento porque você não absorverá a pressão do sono logo na primeira noite. Não começará imediatamente a aumentar o impulso homeostático do sono. Levará muito mais tempo e, na clínica, observamos que há uma maior probabilidade de as pessoas desistirem desse método antes dele começar a funcionar.

Elas tentam e, depois de duas noites, dizem, "não está funcionando e estou cansado; vou voltar a ir para a cama no meu horário habitual." Caso tente esse método, seja sistemático. Dê a ele pelo menos uma semana. A restrição do sono é muito mais rápida — é como um choque no sistema, como apertar um botão de reiniciar. Talvez você sinta muito mais cansaço durante o período de restrição, mas também verá os resultados com maior rapidez. Se escolher a compressão do sono, saiba que ela terá um arco mais longo, lento e suave.

Solução de problemas

Não durma até tarde!

A restrição do sono depende de seu compromisso com a prática do dia 1: escolher um horário para acordar e cumpri-lo. Isso pode ser desafiador para as pessoas à medida que a semana vai passando e elas começam a realmente sentir o impacto da pressão do sono. Os fins de semana são um ponto de tropeço; os casais que têm horários diferentes também podem enfrentar um pouquinho a mais de dificuldade. Faça o que for necessário para aderir ao horário estável de acordar: programe diversos despertadores; use uma música muito irritante como toque do despertador, como a explosiva "Eye of the Tiger"; peça ao seu(ua) parceiro(a) que empurre você da cama, chutando e berrando se necessário. O que for preciso.

Anote seus dados!

Prossiga com seu diário do sono. Como em qualquer experimento, é importante poder comparar os números.

A restrição do sono pode ser desafiadora! Será essencial conseguir analisar a semana anterior em comparação com a atual, para ver como o projeto experimental de diminuir drasticamente sua janela de sono o está afetando.

E se isso simplesmente não funcionar para você...

Tudo bem. Adoraria que você tentasse para valer, uma vez que o que vemos na clínica é que realmente funciona para a maioria das pessoas. A terapia cognitivo-comportamental para a insônia é eficaz para a maioria das pessoas encaminhadas à clínica, e a restrição do sono é uma peça fundamental do motivo pelo qual ela funciona. Mas para uma fatia menor das pessoas que atendemos, o processo simplesmente não é eficaz.

Nesses casos, voltamos ao objetivo central. Consertar o sono das pessoas, por mais importante que seja para a saúde, o sistema imunológico, a cognição e mais, tem realmente a ver com melhorar sua função de *despertar.* E há outras formas de melhorar os nossos dias. Por exemplo, podemos inserir cochilos durante o dia. Uma das formas pelas quais a ideia dos "dois sonos" persiste até hoje é nas culturas que adotam a sesta. Ter um intervalo vespertino culturalmente aceito para descansar e cochilar pode diminuir o tempo total de sono à noite, mas também está associado a uma melhoria na cognição e na vigília, assim como à redução de doenças cardíacas. No Japão, um país conhecido por sua intensa cultura de trabalho, as pessoas praticam algo chamado "inemuri", que pode parecer um cochilo em sua mesa de trabalho ou no metrô, mas que se traduz como "dormir enquanto presente". Lá, um cochilinho em público não é visto como negligente ou preguiçoso, mas como um sinal de dedicação e trabalho duro.[3]

Embora nossa cultura possa precisar de um pouco a mais de estímulo para ficar mais confortável com o cochilo no meio do dia, não há nada inerentemente errado com o cochilo se as noites forem persistentemente difíceis para você e conseguir inseri-lo em sua agenda. Mas esse é às vezes um cenário em que as medicações são particularmente adequadas e úteis. Há uma nova classe de remédios que são eficazes com o que chamamos de "manutenção do sono": adormecer e *continuar* dormindo. Quando as pessoas acordam no meio da noite ou em plena madrugada, pode ser bem desafiador ou impossível voltar a dormir — você já usou muita pressão de sono e mesmo que ainda se sinta cansado, não há mais força em seu impulso homeostático do sono para chegar lá.

Por fim, é totalmente possível que você esteja errado sobre quanto sono precisa. Se procurar na internet, encontrará um bilhão de artigos recomendando que tenha um mínimo de 7 horas. E, sim, isso se aplica para a maioria das pessoas — precisamos desse tempo para que a lava-louças cerebral limpe todas as impurezas, nos renove, nos restaure e nos mantenha prontos para lutar. Mas também há pessoas que geneticamente "dormem pouco".[4] Elas simplesmente conseguem fazer tudo isso de forma mais eficiente e em menos tempo. Um cara que veio à clínica de sono entrava nessa categoria — ele acordava muito cedo porque seu corpo não "aguentava" tanto sono assim. E não precisava dele. Sentia-se bem e sua saúde estava boa. No fim, a questão era que ele precisava apenas aceitar a ideia de dormir menos.

Uma ressalva importante: não use isso como uma desculpa para economizar no sono! Em termos estatísticos, é provável que, geneticamente, você não seja uma dessas pessoas que dormem pouco. Tudo se resume a como se sente. Caso se sinta bem, é bem provável que *esteja* bem.

Abrace o sono imperfeito

Caso esteja acordado e nada funcione, tente a aceitação. Confie em seu corpo: você compensará amanhã. Tenha em mente que poderá usar qualquer dívida de sono acumulada para adormecer com mais facilidade na noite seguinte. Você tem esse tempo desperto agora, no meio da noite — não é sua escolha, mas pode decidir o que fará com ele. Assim, faça algo que o deixe feliz; algo que nem sempre tem tempo de fazer durante um típico dia corrido. É um "tempo extra". Leia um livro. Assista a reprises de *Friends*, ou de *The Real Housewives* — ninguém está julgando. E lembre-se que mesmo os "melhores dormidores" têm noites ruins: a perfeição não é o objetivo, tampouco é possível. Suas noites, como seus dias, sempre terão um grau de imprevisibilidade. Parte do projeto de melhorar seu sono é estar bem com isso, e saber que nosso corpo é resiliente e se recuperará — se continuarmos priorizando o sono, percebendo seu valor e vivendo nossos dias de acordo com tal conhecimento.

CONCLUSÃO

AJUSTANDO SUA DOSE

ESTE É O COMEÇO, NÃO O FIM

JUNE ESTÁ NA CASA DOS 70 ANOS. ELA VIVE SOZINHA EM UM PEQUENO SOBRADO ensolarado em Oakland repleto de plantas, e pega o ônibus para São Francisco para vir à nossa clínica de distúrbios do sono. Ela trabalha em uma organização local sem fins lucrativos e também como voluntária, regularmente — é bem ocupada e ativa em sua comunidade, e não tem planos de se aposentar tão cedo. Durante a pandemia, ela enfim assumiu seus cabelos grisalhos — o lento desbotamento do bronze acobreado com o qual costumava tingi-lo para um prateado brilhante e sedoso, foi uma forma de marcar o período da pandemia. Disse que gostava de seu cabelo grisalho e estava feliz por ter uma desculpa para finalmente parar de comprar as caixas de tintura. Ela não se importa em envelhecer — "É melhor do que a alternativa!", é o que sempre diz.

Mas se importa com o fato de não conseguir dormir. E isso tem acontecido durante quase toda sua vida.

A insônia começou quando era adolescente. Pegar no sono tornou-se um problema cada vez maior. Ela acordava no meio da noite, também, sem razão aparente, e ficava deitada no escuro, incapaz de adormecer novamente. Isso acontece já há décadas. Às vezes melhora um pouco, às vezes piora, mas parece não haver uma explicação lógica para isso. Uma coisa que ela percebeu é que quando tem uma noite ruim de sono após a outra, fica cada vez mais exausta até que por fim sucumbe e tem um tipo de rebote de pressão do sono que a faz dormir normalmente por duas noites. E ela se sente ótima! Mas quando a pressão do sono acaba, ela volta à sua insônia crônica.

"A pior parte disso tido", diz ela, "é a imprevisibilidade". Ela nunca sabe o que a noite lhe trará, e tal situação preenche seus dias com angústia em relação à noite que se aproxima.

Quando seu sono é ruim, algo frequente, ela se sente mal durante o dia também. Fica preguiçosa e irritadiça. Sente-se cognitivamente confusa. E sua preocupação é que o déficit de sono está causando problemas de memória, agravando os problemas típicos do envelhecimento. Quando ela apareceu na clínica, encaminhada por seu médico, estava resignada a ser uma insone para sempre. E, francamente, eu não a culpava! Quando lhe fiz perguntas sobre seus hábitos de sono e a característica de seus dias, percebi que ela fazia muitas coisas corretamente. Não bebia uma gota de álcool — alcoólatra em recuperação, fazia décadas desde que não provava sequer um gole. Tampouco bebia café ou refrigerantes, portanto, nada de cafeína. Exercitava-se bastante. Ela não achava que era possível alterar seu sono. Estava um pouco apreensiva até para tentar. Sua pergunta era: "Será que estou fadada a buscar algo que simplesmente está fora de alcance?"

Aceitar o sono *imperfeito* é uma coisa. É uma parte importante de eliminar a ansiedade do sono e ficar bem, confiante, feliz e funcional quando as coisas não saem exatamente como planejadas — algo que, devemos admitir, acontece muito na vida! Mas não quero que termine este livro acreditando que precisa aceitar o sono ruim e viver com isso. Se você se sente mal, e se dorme mal, então vamos agir para arrumar isso. Eu digo o seguinte para praticamente a todas as pessoas que já entraram em minha clínica de sono: "Nós podemos melhorar seu sono." E fazemos isso.

Com June, fizemos tudo — todos os passos que você acabou de realizar nesta semana, porém por muito mais tempo, inculcando os novos hábitos ao longo de meses. Ela estava disposta a tudo isso, muito embora duvidasse de que funcionaria. Não teve dificuldade para adotar um horário consistente para acordar nem para esticar o horário de ir para a cama para melhorar sua eficiência do sono — a ideia do "balão de pressão do sono" e o enchimento intencional dele realmente fizeram sentido para ela. Contudo, tivemos alguns conflitos com relação ao controle de estímulo — ela estava muito apegada à sua rotina de ir dormir, que envolvia fazer sudoku em seu iPad e ouvir a podcasts, tudo na cama. Não foi necessário muito esforço para convencê-la a parar de ouvir a podcasts como Radio Lab — ela ficava muito envolvida com as histórias ("Ah, sim, sempre quis aprender sobre o dia da independência da Polônia!") e sua vigília se perpetuava, visto que queria ouvir até o fim. O hábito do sudoku foi mais difícil de romper. Ela realmente acreditava que precisava fazê-lo *na cama* — ela o fazia até ficar sonolenta, então deixava o iPad de lado e fechava os olhos. Usava isso como um sonífero.

Convenci-a a fazê-lo fora da cama, eu queria que ela sentisse a transição do adormecimento. No fim, achamos um meio-termo: ela tinha dores de artrite bastante significativas que tornavam sua movimentação noturna desconfortável, então eu disse: "Tudo bem, faça seus desafios de sudoku na cama. Mas sentada e no lado oposto da cama ao qual você dorme, e coloque algum som de ondas do mar, música ou qualquer outra coisa — *menos* podcasts".

Ela aceitou de má vontade.

Em nossa última consulta, ela expressou seu choque extremo com relação ao bom andamento das coisas concernentes ao seu sono

"Como pude passar cinquenta anos, e daí me deparar com essas mudanças simples... que *funcionam*?", questionou ela. "Nunca achei que fosse possível."

O sono dela não é perfeito agora, mas é muitíssimo melhor. A questão principal é: *ele é previsível*. Ela consegue ver a consistência e o progresso. Algumas noites são melhores do que outras, mas o sono é agora algo com o qual ela pode contar pela primeira vez em sua vida. Ela está confiante de que consegue dormir de forma regular e suficiente para poder fazer o que quiser em sua vida e sentir-se muito bem. E quando acorda no meio da noite, ela fica menos pessimista. Ela tem algum poder de ação — não sente mais que as coisas estão apenas acontecendo *com* ela. Ela reconhece que seu sono não será perfeito. Mas tem agora um nível de domínio do sono que lhe permite estar, de maneira geral, não só mais descansada *como também* mais tranquila em relação ao seu sono

Este livro tem duas mensagens principais. Uma é que precisamos perceber como o sono é essencial para nosso bem-estar — que ele é uma medicina mágica e natural que libera nossa capacidade de nos tornarmos o melhor de nós mesmos no trabalho, nos relacionamentos, em toda parte — e priorizá-lo *de verdade*, criando espaços para relaxamento, práticas de alívio de estresse e simplesmente protegendo nosso tempo de sono das demandas do trabalho e de um mundo digital incessante. A segunda — que parece contradizer um pouco a primeira — é que também precisamos colocar menos pressão no sono. Muitas pessoas que atendemos na clínica deixaram de ter um respeito saudável pelo sono e por tudo que ele lhes proporciona e desenvolveram ciclos de pensamento em que o sono é muito mais importante do que realmente é: "Se eu consertar meu sono, tudo melhorará! Meu trabalho, meu casamento, minha vida, minha pele!" O que observamos é que essa forma de pensar acaba perpetuando o problema do sono

A verdade? É uma questão de equilíbrio. Ambas as coisas estão certas. Sim, você precisa priorizar o sono se quiser prosperar e dar o melhor de si. Você precisa protegê-lo. Permita-se ter o tempo e o espaço necessários para ele. Reorganize seu dia para que isso aconteça. E, ao mesmo tempo, saiba que você ficará bem depois de uma ou duas noites ruins. Se seguir o programa, seu corpo o acompanhará.

Todos precisamos de acesso ao sono restaurador

June é uma de minhas histórias de sucesso. É a isso que aspiro: que todos aqueles que passam pela nossa clínica acabem dizendo as coisas que ela diz. Às vezes, porém, temos que encerrar o tratamento quando as pessoas ainda estão ansiosas ou com dificuldades. E isso se dá muitas vezes devido a fatores que estão totalmente fora de seu controle. Nem toda história é de sucesso, e é por isso que precisamos remover as barreiras sistêmicas ao sono.

Atendi uma mulher que morava em um hotel. O estresse da insegurança habitacional era extremo. Além disso, ela vivia em Tenderloin, São Francisco, um bairro de baixa renda com muita gente em situação de rua e altas taxas de criminalidade. Ela achava difícil dormir porque se sentia vigilante o tempo todo e era acordada pelo barulho da vizinhança. Trabalhamos com ela em algumas estratégias, e espero que a tenham ajudado pelo menos um pouco, mas lembro que quando ela estava deixando nossos cuidados, eu ainda desejava que houvesse mais que pudéssemos fazer por ela.

Também atendo diversas pessoas na clínica que têm dificuldades para priorizar seu sono como deveriam por causa de pressões do trabalho. É fácil dizer: "Eu sei que preciso arrumar tempo para dormir para estar melhor amanhã em vez de tentar terminar o trabalho agora". Outra coisa é realmente *fazer* isso. Estamos todos imersos em uma cultura que há muito tempo valoriza o trabalho até tarde, dormir pouco, o cansaço como um distintivo de honra e a produtividade acima de tudo. É realmente difícil se desprogramar dessas coisas — ainda mais quando você tem uma lista de afazeres muito longa, e porque tendemos a vincular muito de nossa identidade e valor próprio à nossa carreira. Quando há algo importante inacabado, é difícil seguir o roteiro noite após noite e colocar aquilo de lado para relaxar e obter o descanso de que você realmente precisa.

Quando comecei a falar sobre o sono e a saúde para o público em geral, meu primeiro artigo de pesquisa sobre o sono e a eficácia de vacinas havia acabado de ser publicado. Sua essência era basicamente que o sono impacta a função imunológica — *e muito*. As pessoas que tinham um sono adequado pareciam ter uma melhor resposta imunológica à vacinação. Elas estavam mais protegidas. E as pessoas queriam saber: o que isso realmente significava para a saúde humana? Quais eram as lições aprendidas?

O que eu lhes disse é que esperava que as descobertas de nossa pesquisa erguessem a visibilidade do sono como um pilar fundamental de saúde, pilar esse que permanece lado a lado com o da nutrição e dos exercícios, mas que muitas vezes é desprezado em nossa sociedade.

Isso foi há uma década. Será que minhas esperanças se concretizaram? Bem, acredito que as coisas melhoraram. As pessoas estão muito mais conscientes de que o sono é crucial para a saúde. O valor do sono, no *zeitgeist*, mudou para melhor. Mas ainda não permeou completamente ao nível das políticas. *Dizemos* às pessoas que o sono é um pilar crucial da saúde, mas não necessariamente estamos lhes dando o apoio, o espaço e as ferramentas para obtê-lo. Tem havido algum êxito aqui e ali — como o movimento para alterar o horário de início das aulas nas escolas para mais tarde (e acomodar as reais necessidades de sono dos adolescentes). Mas na área de saúde e no mundo profissional das culturas ocidentais, somos orientados para a produtividade. É um modelo de *uso do tempo* — parece que queremos espremer cada minuto dos nossos trabalhadores, sem muito apreço pelos benefícios *para a* produtividade quando as pessoas descansam de verdade, ou pela economia nos custos de saúde resultantes da proteção do sono de uma população.

Assim, minha pergunta para você, no fim desta semana na qual trabalhou em seu sono, é: você tem algum poder para influenciar isso em outros?

Nem sempre percebemos que *nós* somos agentes de mudança. Que temos influência dentro de nosso ambiente de trabalho e na cultura. Que podemos ajudar a alterar normas e expectativas. Mesmo que se trate de melhorar isso para um pequeno grupo de pessoas — ou até para *uma pessoa* — é significativo. O que você pode fazer em sua esfera? Seja um ativista do sono! Em seu ambiente de trabalho, em sua escola ou na escola de seu filho, em sua casa. Com o passar do tempo, pequenas mudanças culturais — exatamente como as pequenas alterações no hábito e na rotina que implementamos nesta semana — podem ter um impacto mais amplo. Podemos mudar a conversa, mudar os valores que consideramos centrais, mudar as estruturas nas quais vivemos, mudar as expectativas para todos nós. Podemos criar uma vontade coletiva para a mudança.

Este é o início, não o fim

Espero que você pense sobre o projeto cultural de longo prazo para o sono, no qual todos desempenhamos um papel. Mas e você? E amanhã?

Acabamos de concluir esta semana trabalhando em seu sono fazendo mudanças diárias simples, mas poderosas, em um aspecto do seu dia ou rotina. As sete estratégias que incluí aqui são aquelas que eu conheço como as mais exitosas, as mais impactantes e as mais acessíveis — você não precisa estar em um laboratório chique do sono para fazer com que essas ferramentas funcionem para você.

Imaginemos que estou me despedindo de você lá na minha clínica do sono na UCSF. Veja o que eu diria ao lhe dar alta, de volta à sua vida com um novo conjunto de habilidades de sono:

Primeiro: *Siga em frente!* Não pare. Permita que esses novos hábitos realmente se tornem *hábitos*. Para a maioria das pessoas, chegar ao ponto onde o sono não estava mais funcionando não aconteceu do dia para a noite. Isso ocorre com o passar do tempo. Gradualmente, devido a todos os tipos de fatores (trabalho, preocupações, problemas de saúde, parceiros complicados e outros) com os quais você cria barreiras para dormir. Para quebrá-las, é a mesma coisa: um processo. Você precisa desmontar essas barreiras tijolo a tijolo, e pode levar um tempinho.

Espero que tenha se sentido melhor nesta semana e que algumas dessas estratégias já estejam operando sua mágica. Espero que as coisas já pareçam ser um pouco mais fáceis, ou pelo menos que você esteja se sentindo um pouco mais no controle. Mas o projeto de um ótimo sono leva mais do que uma semana. Este é o início, não o fim! E agora, você tem as ferramentas à mão para melhorar sua vida por meio do sono melhorado. Tudo o que sabemos sobre a ciência do sono nos diz que, para a maioria das pessoas, essa caixa de ferramenta de estratégias melhorará a qualidade e a quantidade do sono, caso as continuemos aplicando-a de forma consistente, persistente e paciente.

A segunda coisa que digo é: se realmente estiver com dificuldades, *não se puna*. Dê tempo ao tempo. É comum darmos alta às pessoas na clínica quando ainda estão se sentindo um pouco ansiosas quanto ao seu sono. Se este for o seu caso também, não quero que se sinta inferior ou que não teve sucesso. É perfeitamente normal. Para alguns de nós, as dificuldades com o sono se tornaram uma espécie de trauma. Não é saudável, como humanos, simplesmente ignorar isso. Contudo, não significa que você não conseguirá! June mudou seu sono depois de cinquenta anos. Sempre é possível melhorar, não importa seu ponto de partida ou há quanto tempo está lutando.

A última coisa que digo às pessoas antes de saírem de sua última consulta: *é muito possível que algo aconteça e seu sono não seja tão bom quanto é agora*. Há coisas que podem nos tirar do caminho de melhoria do sono. Uma crise profissional ou familiar, ou até o acúmulo comum de ocupações e estresse, podem impedir seu progresso. É fácil se sentir frustrado quando parece que damos "um passo para a frente e dois para trás". Mas à medida que seu sono melhora, mais resiliente você será às noites ruins. Uma noite ruim não significa que a próxima será ruim também. Provavelmente significa que a noite seguinte será melhor! "E se não for, e ficar terrível", digo aos meus pacientes, "estarei aqui."

Em até um ano após a alta, recebo notícias de cerca de 10% de meus pacientes que enviam um e-mail com algum problema que surgiu: *aconteceu X coisa e parei de conseguir dormir de novo! O que faço?*

No geral são coisas típicas: estresse, responsabilidades que se acumulam, outras coisas que ganham prioridade. Pois é isto que digo a elas: REINICIE. Volte às práticas que você *sabe* que funcionam. A vida acontece, não podemos controlá-la, mas quando surgirem problemas, agora você tem um conjunto de estratégias para aplicar de imediato e proteger seu sono, colocando-o de volta aos trilhos.

Portanto, se passar por um caminho pedregoso, volte a este livro. Comece no dia 1. Renove sua mente, seu corpo e seu sistema de sono com essas estratégias. Lembre-se de qual é o propósito das ferramentas: *impedir-nos de bloquearmos nosso próprio sucesso.* Seu sono sempre está dentro de você: ele faz parte de quem você é como humano. E agora, você tem as ferramentas de que precisa para desbloqueá-lo.

AGRADECIMENTOS

Foi uma honra compartilhar minha paixão pelo sono por meio deste livro. No entanto, isso não teria sido possível sem uma equipe incrível de profissionais. Primeiro, quero expressar minha mais sincera gratidão a toda a equipe da Idea Architects, e especialmente a Rachel Neumann. Rachel, obrigado por compartilhar sua visão para este livro e para toda a série *Doses Diárias*. Seu compromisso em tornar o mundo um lugar melhor por meio desses livros é uma inspiração, e serei eternamente grato por ter me dado uma chance como autor. Espero ansiosamente por todo o bom trabalho que faremos juntos nos anos vindouros. Também quero agradecer a todas as outras pessoas talentosas na IA e na Penguin Life, incluindo Amy Sun, por me orientar ao longo do processo. Mudei para melhor, como resultado.

Este livro só foi possível por conta dos talentos incomparáveis de Alyssa Knickerbocker. Você é uma artífice de palavras e uma editora incrível, e sua capacidade de escrever é apenas igualada por sua perspicácia e seu humor. Quero agradecer ainda o apoio entusiasmado de minha colega de trabalho mais próxima na UCSF, Dra. Elissa Epel. Você continua me inspirando com sua criatividade, seu compromisso com o rigor científico e sua paixão por fazer mudanças no mundo real.

As histórias neste livro são fictícias, mas baseadas em conversas reais com ex-pacientes. Suas dificuldades refletem as dificuldades de muitos, e sou agradecido pela confiança depositada em mim como clínico. Devo ainda agradecer aos meus colegas de sono na UCSF, especialmente àqueles que trabalham em nossa clínica, incluindo as doutoras Jennifer Felder, Caterina Mosti, Lauren Asarnow, Liza Ashbrook e o doutor Andrew Krystal. Obrigado por sua amizade e colaboração para ajudar nossos pacientes a obterem o sono de que precisam tão desesperadamente.

Há muita gente que desempenhou um papel muito significativo em meu desenvolvimento como pesquisador, clínico e pessoa. Gostaria de expressar meu reconhecimento a todos meus mentores e colegas ao longo dos anos, especialmente aos doutores e doutoras Anna Marsland, Steve Manuck, Peter Gianaros, na Universidade de Pittsburgh, Sheldon Cohen na Universidade Carnegie Mellon, e Nancy Adler na UCSF. Também destaco a Dra. Martica Hall, da Universidade de Pittsburgh, por inspirar-me a iniciar meu trabalho de pesquisa sobre o sono. Tica, obrigado por compartilhar seu entusiasmo pelo poder do sono comigo, fez toda a diferença. Também agradeço ao Dr. Jack Edinger e à Dra. Meg Danforth, que foram gentis em me treinarem na terapia cognitivo-comportamental para a insônia quando eu era um estagiário de psicologia no Centro Médico da Universidade Duke. Sou grato ainda aos meus colegas que desempenharam um papel tão importante em tornar meu trabalho (e a escrita deste livro) tão divertido, incluindo a Dra. Wendy Berry Mendes e meu grupo de escrita semanal, composto pelas doutoras Sarah Pressman, Janet Tomiyama e Carissa Low. Por fim, agradeço o apoio inabalável dos meus familiares, próximos e distantes. Amo muito todos vocês. E à minha esposa e aos meus meninos, obrigado por aguentar minha obsessão pelo sono todos esses anos. Infelizmente, ela continuará.

APÊNDICE 1

RECURSOS ADICIONAIS

Há inúmeros problemas diferentes de sono que podem levá-lo a se sentir esgotado durante o dia e a não ter o melhor desempenho. Este livro foi desenvolvido para ajudar as pessoas com dificuldades de adormecer e permanecer dormindo (ou seja, com insônia). Isso significa que se você tiver um problema diferente de sono, talvez este não seja o livro certo para você ou, no mínimo, não abordará diretamente seu problema de sono.

Aqui estão alguns sinais a serem observados que podem indicar que você tem um problema subjacente que não responderá às estratégias deste livro

- Você dorme regularmente sete ou mais horas, mas ainda se sente cansado na maioria dos dias.
- Você luta para continuar acordado enquanto dirige ou realiza outras tarefas sentado.
- Você ronca alto, tanto que pode ser ouvido em outro cômodo.
- Você acorda no meio da noite com a sensação de estar com falta de ar.
- Você tem um desejo intenso, às vezes irresistível, de movimentar suas pernas no meio da noite.
- Você sofre de episódios incontroláveis de adormecimento em pleno dia, geralmente associados a fraqueza muscular.

Se qualquer um desses sintomas parecer familiar, valerá a pena conversar sobre eles com seu médico, que poderá encaminhá-lo a um especialista do sono.

Por fim, se você sofre de insônia e gostaria de obter um tratamento mais personalizado, como a terapia cognitivo-comportamental para a insônia, de forma presencial ou virtual, considere falar disso com seu médico.

APÊNDICE 2

SEU DIÁRIO DO SONO

Olá, e bem-vindo ao seu diário do sono! As instruções para o preenchimento são muito simples. Nada de "*querido diário*" ou de pensamentos profundos — apenas os fatos, da melhor forma que puder estimá-los.

Preencha-o assim que acordar de manhã, a cada dia desta semana. A melhor coisa a fazer é manter este livro ao lado da cama, com esta página marcada, para que possa encontrá-la de imediato ao acordar. Procure estimar as respostas da forma mais precisa que puder. Como mencionei na introdução a este diário do sono, recomendo deixar os dispositivos "vestíveis" de lado — eles podem ser imprecisos, podem sobrevalorizar ou subvalorizar o sono ou inclusive ser específicos demais (na verdade não precisamos saber que você acordou cinco vezes por 6,25 minutos... talvez isso tenha acontecido, mas se você não se lembra, não quero que registre isso no diário).

Também não quero que tente preenchê-lo *enquanto* estiver prestes a adormecer. É importante não se tornar hipervigilante em relação a monitorar seus dados de sono, ou enfraquecer seu processo de adormecimento ao examiná-lo tão de perto. À noite, siga as instruções práticas deste livro e não se preocupe em ser exato. Para nosso propósito, seu melhor palpite pela manhã é o suficiente. E quando falamos do sono, nunca desejaremos que o perfeito seja inimigo do suficientemente bom.

Nota: não se preocupe em preencher as últimas três linhas (oportunidade de sono, tempo dormindo e eficiência de sono) até terminar de ler o capítulo do dia 7. No dia 7, explicarei como calcular esses valores. Até então, pode pular essas partes.

Por favor, complete a tabela usando as informações mais precisas que puder:

DIA DA SEMANA:							
Horário que você tentou dormir:							
Tempo necessário até pegar no sono (em minutos):							
Quantas vezes você acordou e tentou voltar a dormir:							
Quanto tempo ficou acordado nas vezes relatadas acima (total em minutos):							
Horário que você despertou definitivamente pela manhã:							
Qualidade de seu sono (de 0 a 100, sendo 100 perfeito):							
Oportunidade de Sono (em minutos):							
Tempo dormindo (em minutos):							
Eficiência do Sono:							

Escala de avaliação da qualidade do sono: 0 = o pior sono; 25 = sono ruim; 50 = sono regular; 75 = sono bom; 100 = o melhor sono

Por favor, complete a tabela usando as informações mais precisas que puder:

DIA DA SEMANA:							
Horário que você tentou dormir:							
Tempo necessário até pegar no sono (em minutos):							
Quantas vezes você acordou e tentou voltar a dormir:							
Quanto tempo ficou acordado nas vezes relatadas acima (total em minutos):							
Horário que você despertou definitivamente pela manhã:							
Qualidade de seu sono (de 0 a 100, sendo 100 perfeito):							
Oportunidade de Sono (em minutos):							
Tempo dormindo (em minutos):							
Eficiência do Sono:							

Escala de avaliação da qualidade do sono: 0 = o pior sono; 25 = sono ruim; 50 = sono regular; 75 = sono bom; 100 = o melhor sono

Por favor, complete a tabela usando as informações mais precisas que puder:

DIA DA SEMANA:							
Horário que você tentou dormir:							
Tempo necessário até pegar no sono (em minutos):							
Quantas vezes você acordou e tentou voltar a dormir:							
Quanto tempo ficou acordado nas vezes relatadas acima (total em minutos):							
Horário que você despertou definitivamente pela manhã:							
Qualidade de seu sono (de 0 a 100, sendo 100 perfeito):							
Oportunidade de Sono (em minutos):							
Tempo dormindo (em minutos):							
Eficiência do Sono:							

Escala de avaliação da qualidade do sono: 0 = o pior sono; 25 = sono ruim; 50 = sono regular; 75 = sono bom; 100 = o melhor sono

Por favor, complete a tabela usando as informações mais precisas que puder:

DIA DA SEMANA:							
Horário que você tentou dormir:							
Tempo necessário até pegar no sono (em minutos):							
Quantas vezes você acordou e tentou voltar a dormir:							
Quanto tempo ficou acordado nas vezes relatadas acima (total em minutos):							
Horário que você despertou definitivamente pela manhã:							
Qualidade de seu sono (de 0 a 100, sendo 100 perfeito):							
Oportunidade de Sono (em minutos):							
Tempo dormindo (em minutos):							
Eficiência do Sono:							

Escala de avaliação da qualidade do sono: 0 = o pior sono; 25 = sono ruim; 50 = sono regular; 75 = sono bom; 100 = o melhor sono

NOTAS

INTRODUÇÃO

1. Aric A. Prather et al., "Sleep and Antibody Response Hepatitis B Vaccination", *Sleep* 35, nº 8 (1º de agosto de 2012): 1063–69, doi.10.5665/sleep.1990.

2. Aric A. Prather et al., "Temporal Links Between Reported Sleep and Antibody Responses to the Influenza Vaccine", *International Journal of Behavioral Medicine*, 31 de março de 2020, doi.org/10.1007/s12529-020-09879-4; Karine Spiegel, John F. Sheridan e Eve Van Cauter, "Effect of Sleep Deprivation on Response to Immunization", *JAMA* 288, nº 12 (25 de setembro de 2002): 1471–72, doi.org/10.1001/288.12.1471-a.

3. Aric A. Prather et al., "Behaviorally Assessed Sleep and Susceptibility to the Common Cold", *Sleep* 38, nº 9 (1º de setembro de 2015): 1353–59, doi.org/10.5665/sleep.4968.

4. Adam J. Krause et al., "The Pain of Sleep Loss: A Brain Characterization in Humans", *Journal of Neuroscience: The Official Journal of the Society for Neuroscience* 39, nº 12 (20 de março de 2019): 2291–2300, doi.org/10.1523/JNEUROSCI.2408-18.2018.

5. Chandra L. Jackson, Susan Redline e Karen M. Emmons, "Sleep as a Potential Fundamental Contributor to Disparities in Cardiovascular Health", *Annual Review of Public Health* 36 (18 de março de 2015): 417–40, doi.org/10.1146/annurev-publhealth-031914-122838.

6. Luciana Besedovsky, Tanja Lange e Monika Haack, "The Sleep-Immune Crosstalk in Health and Disease", *Physiological Reviews* 99, nº 3 (28 de março de 2019): 1325–80, doi.org/10.1152/physrev.00010.2018.

7. Sirimon Reutrakul, Naresh M. Punjabi e Eve Van Cauter, "Impact of Sleep and Circadian Disturbances on Glucose Metabolism and Type 2 Diabetes", in *Diabetes in America*, ed. Catherine C. Cowie et al., 3ª ed. (Bethesda, MD: National Institute of Diabetes and Digestive and Kidney Diseases [EUA], 2018), ncbi.nlm.nih.gov/books/NBK568006/.

8. Veronica Guadagni et al., "The Effects of Sleep Deprivation on Emotional Empathy", *Journal of Sleep Research* 23, nº 6 (dezembro de 2014): 657–63, doi.org/10.1111/jsr.12192; Amie M. Gordon e Serena Chen, "The Role of Sleep in Interpersonal Conflict: Do Sleepless Nights Mean Worse Fights?" *Social Psychological and Personality Science* 5, nº 2 (1º de março de 2014): 168–75, doi.org/10.1177/1948550613488952.

9. Mark R. Rosekind et al., "The Cost of Poor Sleep: Workplace Productivity Loss and Associated Costs", *Journal of Occupational and Environmental Medicine* 52, nº 1 (2010): 91–98; Robert Stickgold e Matthew Walker, "To Sleep, Perchance to Gain Creative Insight?" *Trends in Cognitive Sciences* 8, nº 5 (maio de 2004): 191–92, doi.org/10.1016/j.tics.2004.03.003.

10. Lulu Xie et al., "Sleep Drives Metabolite Clearance from the Adult Brain", *Science* 342, nº 6156 (18 de outubro de 2013): 373–77, doi.org/10.1126/science.1241224.

ANTES DE COMEÇAR

1. Kelly Glazer Baron et al., "Orthosomnia: Are Some Patients Taking the Quantified Self Too Far?" *Journal of Clinical Sleep Medicine: Official Publication of the American Academy of Sleep Medicine* 13, nº 2 (15 de fevereiro de 2017): 351–54, doi.org/10.5664/jcsm.6472.

DIA 1: ACERTE SEU RELÓGIO (INTERNO)

1. Nathaniel F. Watson et al., "Recommended Amount of Sleep for a Healthy Adult: A Joint Consensus Statement of the American Academy of Sleep Medicine and Sleep Research Society", *Sleep* 38, nº 6 (1º de junho de 2015): 843–44, doi.org/10.5665/sleep.4716.
2. Ellen R. Stothard et al., "Circadian Entrainment to the Natural Light-Dark Cycle Across Seasons and the Weekend", *Current Biology* 27, nº 4 (20 de fevereiro de 2017): 508–13, doi.org/10.1016/j.cub.2016.12.041.
3. Till Roenneberg e Martha Merrow, "The Circadian Clock and Human Health", *Current Biology* 26, nº 10 (23 de maio de 2016): R432–43, doi.org/10.1016/j.cub.2016.04.011.
4. Jiu-Chiuan Chen et al., "Sleep Duration, Cognitive Decline, and Dementia Risk in Older Women", *Alzheimer's & Dementia* 12, nº 1 (1º de janeiro de 2016): 21–33, doi.org/10.1016/j.jalz.2015.03.004; Francesco P. Cappuccio et al., "Sleep Duration Predicts Cardiovascular Outcomes: A Systematic Review and Meta-Analysis of Prospective Studies", *European Heart Journal* 32, nº 12 (1º de junho de 2011): 1484–92, doi.org/10.1093/eurheartj/ehr007; Long Zhai, Hua Zhang e Dongfeng Zhang, "Sleep Duration and Depression Among Adults: A Meta-Analysis of Prospective Studies", *Depression and Anxiety* 32, nº 9 (2015): 664–70, doi.org/10.1002/da.22386; Yili Wu, Long Zhai e Dongfeng Zhang, "Sleep Duration and Obesity Among Adults: A Meta-Analysis of Prospective Studies", *Sleep Medicine* 15, nº 12 (1º de dezembro de 2014): 1456–62, doi.org/10.1016/j.sleep.2014.07.018.
5. Harald Schrader, Gunnar Bovim e Trond Sand, "The Prevalence of Delayed and Advanced Sleep Phase Syndromes", *Journal of Sleep Research* 2, nº 1 (1993): 51–55, doi.org/10.1111/j.1365-2869.1993.tb00061.x.
6. Michael Gradisar e Stephanie J. Crowley, "Delayed Sleep Phase Disorder in Youth", *Current Opinion in Psychiatry* 26, nº 6 (novembro 2013): 580–85, doi.org/10.1097/YCO.0b013e328365a1d4.

DIA 2: TIRE O PÉ DO ACELERADOR

1. Soomi Lee et al., "Daily Antecedents and Consequences of Nightly Sleep", *Journal of Sleep Research* 26, nº 4 (agosto 2017): 498–509, doi.org/10.1111/jsr.12488.

2. Yang Yap et al., "Bi-Directional Relations between Stress and Self-Reported and Actigraphy-Assessed Sleep: A Daily Intensive Longitudinal Study", *Sleep* 43, nº 3 (12 de março de 2020): zsz250, doi.org/10.1093/sleep/zsz250.

3. Jared D. Minkel et al., "Sleep Deprivation and Stressors: Evidence for Elevated Negative Affect in Response to Mild Stressors When Sleep Deprived", *Emotion* 12, nº 5 (outubro de 2012): 1015–20, doi.org/10.1037/a0026871.

4. Amie M. Gordon e Serena Chen, "The Role of Sleep in Interpersonal Conflicts: Do Sleepless Nights Mean Worse Fights?" *Social Psychology and Personality Science* 5, nº 2 (1º de março de 2014): 168–75, doi.org/10.1177/1948550613488952.

5. Stephanie M. Greer, Andrea N. Goldstein e Matthew P. Walker, "The Impact of Sleep Deprivation on Food Desire in the Human Brain", *Nature Communications* 4 (2013): 2259, doi.org/10.1038/ncomms3259.

6. Shantha M. W. Rajaratnam et al., "Sleep Disorders, Health, and Safety in Police Officers", *JAMA* 306, nº 23 (21 de dezembro de 2011): 2567–78, doi.org/10.1001/jama.2011.1851.

7. Kyoungmin Cho, Christopher M. Barnes e Cristiano L. Guanara, "Sleepy Punishers Are Harsh Punishers", *Psychological Science* 28, nº 2 (fevereiro de 2017): 242–47, doi.org/10.1177/0956797616678437.

8. Christopher M. Barnes et al., "'You Wouldn't Like Me When I'm Sleepy': Leaders' Sleep, Daily Abusive Supervision, and Work Unit Engagement", *Academy of Management Journal* 58, nº 5 (1º de outubro de 2015): 1419–37, doi.org/10.5465/amj.2013.1063.

9. Tanja C. Adam e Elissa S. Epel, "Stress, Eating and the Reward System", *Physiology & Behavior* 91, nº 4 (24 de julho de 2007): 449–58, doi.org/10.1016/j.physbeh.2007.04.011.

10. Marie-Pierre St-Onge et al., "Fiber and Saturated Fat Are Associated with Sleep Arousals and Slow Wave Sleep", *Journal of Clinical Sleep Medicine: Official Publication of the American Academy of Sleep Medicine* 12, nº 1 (2016): 19–24, doi.org/10.5664/jcsm.5384.

11. St-Onge et al., "Fiber and Saturated Fat Are Associated with Sleep Arousals and Slow Wave Sleep".

12. Elissa S. Epel e Aric A. Prather, "Stress, Telomeres, and Psychopathology: Toward a Deeper Understanding of a Triad of Early Aging", *Annual Review of Clinical Psychology* 14 (7 de maio de 2018): 371–97, doi.org/10.1146/annurev-clinpsy-032816-045054.

13. Marta Jackowska et al., "Short Sleep Duration Is Associated with Shorter Telomere Length in Healthy Men: Findings from the Whitehall II Cohort Study", *PloS One* 7, nº 10 (2012): e47292, doi.org/10.1371/journal.pone.0047292.

14. Prashant Kaul et al., "Meditation Acutely Improves Psychomotor Vigilance, and May Decrease Sleep Need", *Behavioral and Brain Functions* 6 (29 de julho de 2010): 47, doi.org/10.1186/1744-9081-6-47.

DIA 3: ENERGIZE — MAS FAÇA-O CORRETAMENTE

1. Diane C. Mitchell et al., "Beverage Caffeine Intakes in the U.S.", *Food and Chemical Toxicology: An International Journal Published for the British Industrial Biological Research Association* 63 (2014): 136–42. doi.org/10.1016/j.fct.2013.10.042.

2. Com base na premissa de que cada saca de 60 kg produz em torno de 8.520 xícaras de café.

3. Marjo H. Eskelinen e Miia Kivipelto, "Caffeine as a Protective Factor in Dementia and Alzheimer's Disease", *Journal of Alzheimer's Disease*

20, supl. 1 (2010): S167–74, doi.org/10.3233/JAD-2010-1404; Laura M. Stevens et al., "Association Between Coffee Intake and Incident Heart Failure Risk", *Circulation: Heart Failure* 14, nº 2 (1º de fevereiro de 2021): e006799, doi.org/10.1161/CIRCHEARTFAILURE.119.006799; Rob M. van Dam e Frank B. Hu, "Coffee Consumption and Risk of Type 2 Diabetes: A Systematic Review", *JAMA* 294, nº 1 (6 de julho de 2005): 97–104, doi.org/10.1001/jama.294.1.97.

4. Garrett C. Hisler e Jean M. Twenge, "Sleep Characteristics of U.S. Adults Before and During the COVID-19 Pandemic", *Social Science & Medicine* 276 (1º de maio de 2021): 113849, doi.org/10.1016/j.socscimed.2021.113849; Charles M. Morin et al., "Sleep and Circadian Rhythm in Response to the COVID-19 Pandemic", *Canadian Journal of Public Health* 111, nº 5 (1º de outubro de 2020): 654–57, doi.org/10.17269/s41997-020-00382-7; Rebecca Robbins et al., "Estimated Sleep Duration Before and During the COVID-19 Pandemic in Major Metropolitan Areas on Different Continents: Observational Study of Smartphone App Data", *Journal of Medical Internet Research* 23, nº 2 (2 de fevereiro 2021): e20546, doi.org/10.2196/20546.
5. "Effects of Caffeine and Acute Aerobic Exercise on Working Memory and Caffeine Withdrawal | Scientific Reports", acesso em 3 de fevereiro de 2022, www.nature.com/articles/s41598-019-56251-y.
6. Elissa S. Epel, "The Geroscience Agenda: Toxic Stress, Hormetic Stress, and the Rate of Aging", *Ageing Research Reviews* 63 (novembro de 2020): 101167, doi.org/10.1016/j.arr.2020.101167.

DIA 4: PREOCUPE-SE CEDO

1. Amie M. Gordon et al., "Bidirectional Links Between Social Rejection and Sleep", *Psychosomatic Medicine* 81, nº 8 (2019): 739–48, doi.org/10.1097/PSY.0000000000000669.
2. Ethan Kross et al., "Social Rejection Shares Somatosensory Representations with Physical Pain", *Proceedings of the National Academy of Sciences* 108, nº 15 (abril de 2011) 6270–75; doi.org/10.1073/pnas.1102693108.

3. G. W. Brown e T. O. Harris, *Social Origins of Depression: A Study of Psychiatric Disorder in Women* (Nova York: Free Press, 1978); Constance Hammen, "Stress and Depression", *Annual Review of Clinical Psychology* 1 (2005): 293–319, doi.org/10.1146/annurev.clinpsy.1.102803.143938.

4. Sally S. Dickerson e Margaret E. Kemeny, "Acute Stressors and Cortisol Responses: A Theoretical Integration and Synthesis of Laboratory Research", *Psychological Bulletin* 130, nº 3 (maio de 2004): 355–91, doi.org/10.1037/0033-2909.130.3.355; Sally S. Dickerson, Tara L. Gruenewald e Margaret E. Kemeny, "When the Social Self Is Threatened: Shame, Physiology, and Health", *Journal of Personality* 72, nº 6 (dezembro de 2004): 1191–1216, doi.org/10.1111/j.1467-6494.2004.00295.x.

5. Gordon et al., "Bidirectional Links Between Social Rejection and Sleep".

6. Sofia Pappa et al., "Prevalence of Depression, Anxiety, and Insomnia Among Healthcare Workers During the COVID-19 Pandemic: A Systematic Review and Meta-Analysis", *Brain, Behavior, and Immunity* 88 (agosto de 2020): 901–907, doi.org/10.1016/j.bbi.2020.05.026.

7. "Covid-19: Tracking the Impact on Media Consumption", Nielsen, 16 de junho de 2020, www.nielsen.com/us/en/insights/article/2020/covid-19-tracking-the-impact-on-media-consumption/.

8. Michelle J. Sternthal, Natalie Slopen e David R. Williams, "Racial Disparities in Health: How Much Does Stress Really Matter?" *Du Bois Review: Social Science Research on Race* 8, nº 1 (2011): 95–113, doi.org/10.1017/S1742058X11000087.

9. Amie M. Gordon et al., "Anticipated and Experienced Ethnic/Racial Discrimination and Sleep: A Longitudinal Study", *Personality & Social Psychology Bulletin* 46, nº 12 (dezembro de 2020): 1724–35, doi.org/10.1177/0146167220928859.

DIA 5: VOCÊ NÃO É UM COMPUTADOR, NÃO PODE SIMPLESMENTE DESLIGAR

1. Rishi Sharma, Pradeep Sahota e Mahesh M. Thakkar, "Melatonin Promotes Sleep in Mice by Inhibiting Orexin Neurons in the Perifornical Lateral Hypothalamus", *J Pineal Res*, 2018; 65:e12498. doi.org/10.1111/jpi.12498.

2. Anne-Marie Chang et al., "Evening Use of Light-Emitting EReaders Negatively Affects Sleep, Circadian Timing, and Next-Morning Alertness", *Proceedings of the National Academy of Sciences* 112, nº 4 (27 de janeiro de 2015): 1232–37, doi.org/10.1073/pnas.1418490112.

3. Chiranth Bhagavan et al., "Cannabinoids in the Treatment of Insomnia Disorder: A Systematic Review and Meta-Analysis", *CNS Drugs* 34, nº 12 (dezembro de 2020): 1217–28, doi.org/10.1007/s40263-020-00773-x.

4. Adrian F. Ward et al., "Brain Drain: The Mere Presence of One's Own Smartphone Reduces Available Cognitive Capacity", *Journal of the Association for Consumer Research* 2, nº 2 (1º de abril de 2017): 140–54, doi.org/10.1086/691462.

5. Dar Meshi, Diana I. Tamir e Hauke R. Heekeren, "The Emerging Neuroscience of Social Media", *Trends in Cognitive Sciences* 19, nº 12 (1º de dezembro de 2015): 771–82, doi.org/10.1016/j.tics.2015.09.004.

6. Joao M. Castaldelli-Maia, Luis E. Segura e Silvia S. Martins, "The Concerning Increasing Trend of Alcohol Beverage Sales in the U.S. During the COVID-19 Pandemic", *Alcohol* 96 (2021): 37–42, doi.org/10.1016/j.alcohol.2021.06.004.

7. Rachel R. Markwald et al., "Impact of Insufficient Sleep on Total Daily Energy Expenditure, Food Intake, and Weight Gain", *Proceedings of the National Academy of Sciences* 110, nº 14 (2 de abril de 2013): 5695–5700, doi.org/10.1073/pnas.1216951110; Yili Wu, Long Zhai e Dongfeng Zhang, "Sleep Duration and Obesity Among Adults: A Meta-Analysis of

Prospective Studies", *Sleep Medicine* 15, nº 12 (1º de dezembro de 2014): 1456–62, doi.org/10.1016/j.sleep.2014.07.018.

8. Christopher M. Barnes et al., "'You Wouldn't Like Me When I'm Sleepy': Leaders' Sleep, Daily Abusive Supervision, and Work Unit Engagement", *Academy of Management Journal* 58, nº 5 (1º de outubro de 2015): 1419–37, doi.org/10.5465/amj.2013.1063; Christopher M. Barnes et al., "Too Tired to Inspire or Be Inspired: Sleep Deprivation and Charismatic Leadership", *Journal of Applied Psychology* 101, nº 8 (agosto de 2016): 1191–99, doi.org/10.1037/apl0000123.

DIA 6: (RE)TREINE SEU CÉREBRO

1. I. P. Pavlov, "New Researches on Conditioned Reflexes", *Science* 58, nº 1506 (1923): 359–61, doi.org/10.1126/science.58.1506.359.

DIA 7: FIQUE ACORDADO ATÉ TARDE

1. A. Roger Ekirch, "Sleep We Have Lost: Pre-industrial Slumber in the British Isles", *American Historical Review* 106, nº 2 (abril de 2001): 343–86, doi.org/10.1086/ahr/106.2.343.
2. Thomas Wehr, "In Short Photoperiods, Human Sleep Is Biphasic", *Journal of Sleep Research* 1, nº 2 (1992): 103–107, doi.org/10.1111/j.1365-2869.1992.tb00019.x.
3. Bryant Rousseau, "Napping in Public? In Japan, That's a Sign of Diligence", *New York Times*, 16 de dezembro de 2006.
4. Guangsen Shi et al., "Mutations in Metabotropic Glutamate Receptor 1 Contribute to Natural Short Sleep Trait", *Current Biology* 31, nº 1 (11 de janeiro de 2021): 13–24.e4, doi.org/10.1016/j.cub.2020.09.071.

ÍNDICE

F

G

H

I

J

L

M

N

O

Este livro foi impresso nas oficinas gráficas da Editora Vozes Ltda.,
Rua Frei Luís, 100 – Petrópolis, RJ.